孙 辉　王 凯 ◎ 主编

# 日间医疗服务与质量安全报告

## 2022年〉

U0333300

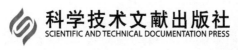

科学技术文献出版社
SCIENTIFIC AND TECHNICAL DOCUMENTATION PRESS

·北京·

图书在版编目（CIP）数据

日间医疗服务与质量安全报告.2022年 / 孙辉，王凯主编.—北京：科学技术文献出版社，
2024.1

ISBN 978-7-5235-0877-0

Ⅰ.①日… Ⅱ.①孙… ②王… Ⅲ.①医疗卫生服务—质量管理—安全管理—研究报告—中国—2022 Ⅳ.① R197.323.4

中国国家版本馆 CIP 数据核字（2023）第 246460 号

日间医疗服务与质量安全报告（2022年）

策划编辑：胡 丹 责任编辑：胡 丹 责任校对：王瑞瑞 责任出版：张志平

出 版 者 科学技术文献出版社
地 址 北京市复兴路15号 邮编 100038
编 务 部 （010）58882938，58882087（传真）
发 行 部 （010）58882868，58882870（传真）
邮 购 部 （010）58882873
官 方 网 址 www.stdp.com.cn
发 行 者 科学技术文献出版社发行 全国各地新华书店经销
印 刷 者 北京虎彩文化传播有限公司
版 次 2024 年 1 月第 1 版 2024 年 1 月第 1 次印刷
开 本 787×1092 1/16
字 数 93千
印 张 6.75
书 号 ISBN 978-7-5235-0877-0
审 图 号 GS京（2024）0364号
定 价 88.00元

# 编委会

主　编　孙　辉　王　凯

副主编　张旭东　王　莹

顾　问　倪如旸　马洪升

编　委　（按姓氏笔画排序）

马正良　王　丹　王　菲　王明刚　牛玉光　卞红强

冯继锋　刘小南　刘蔚东　许　中　孙　蓓　孙佳璐

孙德峰　严　敏　束余声　宋丹丹　宋应寒　张　涛

张秀来　侯冷晨　骆华杰　莫　洋　徐道亮　展　翔

盛伟琪　梁　鹏　锁　涛　潘胜东　薛　冬

1

日间医疗这一新型服务模式具有高效整合医疗资源、提高资源使用效率、缓解医疗资源供需矛盾等诸多优点，在欧美等发达国家和地区的发展与实施已较为普遍。2015年国家卫生计生委和国家中医药管理局印发《进一步改善医疗服务行动计划》，将"推行日间手术"作为改善医疗服务行动的重要措施；2018年发布《进一步改善医疗服务行动计划（2018—2020年）》，提出鼓励有条件的医院设置日间病房、日间治疗中心等，推行包括日间手术、日间化疗在内的多种日间医疗服务，惠及更多患者。2021年发布的《国务院办公厅关于推动公立医院高质量发展的意见》将发展日间手术作为提升医疗资源使用效率的重要手段，进一步激发了医疗机构开展日间医疗的积极性。据统计，目前近60%的三级公立医院都开展了日间医疗。日间医疗新型服务模式在我国规模化发展的趋势已不言而喻。

为推动医疗机构规范开展日间医疗，国家陆续制定了一系列推动日间手术等日间医疗开展的文件。但因日间医疗的质量管理缺乏统一的管理规范，各医疗机构开展日间医疗的质量管理水平参差不齐，其高速运转带来的医疗安全方面的隐患也日益凸显，既存在医疗质量安全风险，又不利于日间医疗的健康发展。美国、英国、澳大利亚、欧盟等发达国家和地区均已建立日间医疗安全管理评价和保障规范，尤其是欧盟建立了 Day Surgery Data Project（DSDP）数据库来搜集和分析各个成员国的日间医疗相关评价指标。

为指导医疗机构加强日间医疗质量安全管理，规范日间医疗服务行为，保障医疗质量安全，推动日间医疗规范有序发展，2022年11月国家卫生健康委制定并发布了《医疗机构日间医疗质量管理暂行规定》（简称《规定》），其中明确了日间医疗的定义。日间医疗是指医疗机构在保障医疗质量安全前提下，为患者提供24小时内完成住院全流程诊疗服务的医疗服务模式。《规定》的出台对医疗机构规范化开展日间医疗服务指明了方向，提供了基本的遵循，首次明确了日间医疗的定义，便于同行内实现同质化管理，同时明确了开展日间医疗的组织架构和主体责任，保障质量安全。对日间医疗在业内健康有序发展具有极强的现实意义。因此，为做好日间医疗的质量与安全的全流程、全要素管理，构建一套适合我国国情的日间医疗质量与安全管理评价体系是当前迫在眉睫的任务。

为进一步掌握全国日间医疗开展的质量安全情况，推动日间医疗质量的持续改进，国家卫生健康委医院管理研究所通过国家医疗质量管理与信息控制网（National Clinical Improvement System，NCIS）调查采集了2019—2021年全国开展日间手术和日间化疗的医疗机构的相关指标数据，综合运用临床医学、卫生经济学、管理学等相关理论与方法对抽样调查数据深度挖掘分析，组织编写成本报告，以期为国家制定相关政策提供数据支撑。

本报告编写得到了国家卫生健康委医政司及医疗质量与评价处领导、国家卫生健康委医院管理研究所领导的关心和支持，来自医院研究所日间医疗专家组的多位专家参与了本报告的撰写、审核。由于编写时间有限，欢迎广大学者、专家、临床工作人员、医疗质量和医疗机构管理者及关心医疗质量安全与服务事业的所有读者给予批评指正，我们定当虚心接受，不断改进。

## 一、报告数据范围和来源

《日间医疗服务与质量安全报告（2022 年）》（以下简称"报告"）数据来源为国家医疗质量控制数据收集系统（www.ncis.cn）收集的 2021 年日间手术医疗质量与安全评价指标抽样调查和病案首页数据，该系统数据为各级医疗机构在日间手术 / 化疗开展过程中即时生成或再计算生成，并经严格审核确认后录入的真实、有效、可追溯的数据。其中参与日间手术和日间化疗填报的医疗机构数量分别为 1870 家和 529 家，最终纳入 765 家日间手术和 261 家日间化疗医疗机构的质量指标数据进行分析。数据采集时间段为 2021 年 1 月 1 日至 12 月 31 日（下称"统计时间段"）。为进一步提高所得数据的准确性、完整性及有效性，在 2020 年原有数据清洗原则的基础上增加了一系列原则以严格规范清洗程序，按照此清洗原则，将 2019 年及 2020 年的填报数据进行重新清洗后，用 3 年的数据做进一步的对比分析。

报告根据 2021 年抽样调查指标内容分为资源配置、服务能力、质量控制和效率效益 4 个维度，根据结构过程结果（structure，process and outcome，SPO）理论等，对全国纳入分析的医疗机构日间手术 / 化疗开展情况进行分类统计分析。由于受客观条件限制，报告对来源于系统的数据仅做出基于常规性的解读和描述性分析，对数据分析结果的探讨亦只做出可能性分析，分析结果或与实际情况存在差异，仅供参考。

报告涉及的全国性数据未包括香港、澳门和台湾。东部地区包括北

1

京、天津、河北、辽宁、上海、江苏、浙江、福建、山东、广东和海南，共 11 个省级行政区；中部地区包括山西、吉林、黑龙江、安徽、江西、河南、湖北、湖南，共 8 个省级行政区；西部地区包括四川、重庆、贵州、云南、西藏、陕西、甘肃、青海、宁夏、新疆、广西、内蒙古，共 12 个省级行政区。

## 二、报告主要内容

报告主要针对日间手术和日间化疗医疗服务开展概况进行分析，包含 5 项内容：全国纳入分析的医疗机构开展日间医疗概况、医疗服务能力概况、医疗质量与安全概况、医疗效率和效益，以及问题与下一步工作建议。

## 三、有关编辑说明

1. 报告中除全国纳入分析的医疗机构开展日间医疗概况外，其余内容均是针对纳入情况进行描述，分析数据是经筛选后的数据。

2. 报告中涉及的疾病分类编码采用 ICD-10，为保持数据的完整性和统一性，采用了两位类目编码。

3. 报告中全院开展日间手术人次数以住院时间 ≤ 24 小时为准进行统计。

4. 分析方法：报告采用 Excel、SPSS、SAS 等统计软件，按照医疗机构分级（三级、二级）、分类（综合医院、专科医院等）或区域分布（东部地区、中部地区、西部地区）等对抽样调查数据进行描述性分析或相关性分析等计算。统计指标的选择方法是正态分布指标采用均数描述其平均水平，非正态分布指标采用中位数来描述其平均水平。

# 目录

## 第一章　日间手术医疗服务开展概况

## 第二章　日间化疗医疗服务开展概况

# 第三章　问题及下一步工作建议

# 附录

# 第一章
# 日间手术医疗服务开展概况

本章围绕日间手术开展基本概况、日间手术服务能力概况、日间手术质量与安全概况、日间手术病种及效益概况进行分析。通过国家医疗质量管理与信息控制网（NCIS）调查采集 2021 年全国 31 个[1]省（自治区、直辖市）共 1870 家医疗机构的日间手术相关数据。根据数据清洗原则，剔除不合格数据 1105 家，最终纳入 765 家医疗机构的数据进行分析。

2021 年纳入分析的 765 家医疗机构中，数据纳入数量排名前 3 位的省（自治区、直辖市）分别为浙江（84 家）、江苏（77 家）和广东（70 家）。1870 家中数据填报数量排名前 3 位的省（自治区、直辖市）为广东（176 家）、浙江（163 家）、江苏（139 家）和四川（139 家）。数据纳入数量占数据填报数量的比例中位数为 39.43%，占比排名前 3 位的为山东（57.89%）、福建（56.67%）和重庆（55.56%）（图 1-1、图 1-2）。

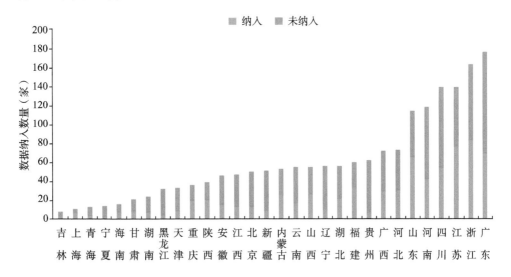

图 1-1  2021 年各省（自治区、直辖市）开展日间手术的医疗机构抽样调查数据纳入情况

---

1  调查纳入西藏自治区，但其 2021 年未填报相关数据。

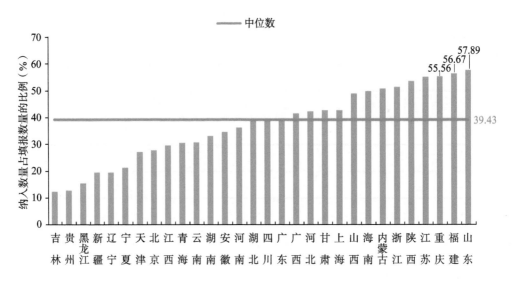

图1-2　2021年各省（自治区、直辖市）开展日间手术医疗机构纳入数量占填报数量的比例

同时，按照相同原则将2019年及2020年的填报数据进行清洗，并对最终纳入的医疗机构数据做进一步对比分析。2019—2021年全国开展日间手术的医疗机构抽样调查数据填报数量分别为1414、1756和1870家，数据纳入数量分别为407、712和765家，纳入数量占填报数量的比例分别为28.78%、40.55%和40.91%，呈逐年上升趋势（图1-3）。

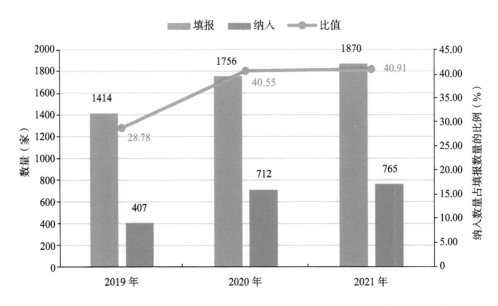

图1-3　2019—2021年全国开展日间手术的医疗机构抽样调查数据填报及纳入情况

## 一、抽样调查纳入分析的医疗机构开展日间手术概况[1]

### （一）2021年全国开展日间手术的医疗机构抽样调查概况

#### 1. 开展日间手术的医疗机构抽样调查分布情况

2021年全国开展日间手术的医疗机构填报数量为1870家，占全国所有医疗机构[2]数量的5.11%。各省（自治区、直辖市）开展日间手术的医疗机构数量的中位数为51家，均值为60家。其中，开展日间手术的医疗机构数量最多的前几位为广东（176家）、浙江（163家）、江苏（139家）和四川（139家）（图1-4）。

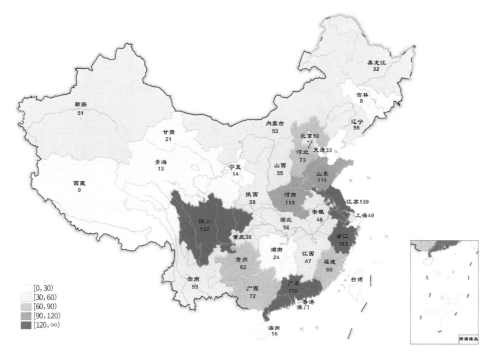

注：地图中数据不包含我国港澳台地区。

图1-4　2021年全国开展日间手术的医疗机构分布（家）

2021年各省（自治区、直辖市）开展日间手术的医疗机构填报数量占比[3]中位数为4.90%，均值为5.11%。从各省（自治区、直辖市）开展日间手术的医疗

---

1　针对填报数据进行分析。

2　全国所有医疗机构数据来源于《2022中国卫生健康统计年鉴》。

3　医疗机构占比是指各省（自治区、直辖市）填报的开展日间手术的医疗机构数量占本省（自治区、直辖市）所有医疗机构数量的比例。

机构填报数量占本省（自治区、直辖市）医疗机构数量的比例情况来看，前3位为上海（11.50%）、浙江（10.98%）、广东（9.99%）（图1-5）。

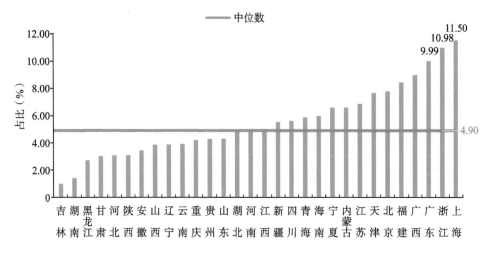

图1-5 2021年各省（自治区、直辖市）开展日间手术的医疗机构占比统计情况

### 2. 开展日间手术的医疗机构抽样调查分级别统计情况

2021年全国开展日间手术的三级医疗机构填报数量为1308家，占填报机构总数的69.95%；二级医疗机构填报数量为562家，占填报机构总数的30.05%。

全国开展日间手术医疗机构填报数量占全国同等级别的医疗机构数量的比例显示，三级医疗机构占比[1]中位数为38.46%，均值为39.94%；二级医疗机构数占比[2]中位数为4.62%，均值为5.18%（表1-1）。

表1-1 全国开展日间手术医疗机构抽样调查分级别统计情况

| 级别 | 数量（家） | 占比中位数（%）[a] | 占比均值（%）[a] |
|---|---|---|---|
| 全国医疗机构 | 1870 | 4.90 | 5.11 |
| 三级医疗机构 | 1308 | 38.46 | 39.94 |
| 二级医疗机构 | 562 | 4.62 | 5.18 |

注：a 表示上报分析的日间手术医疗机构数量占全国同等级别的医疗机构数量的比例。

---

1 三级医疗机构占比是指各省（自治区、直辖市）填报的开展日间手术的三级医疗机构数量占本省（自治区、直辖市）所有三级医疗机构数量的比例。

2 二级医疗机构占比是指各省（自治区、直辖市）填报的开展日间手术的二级医疗机构数量占本省（自治区、直辖市）所有二级医疗机构数量的比例。

统计时间段内，各省（自治区、直辖市）开展日间手术的三级医疗机构填报占比前 3 位的为浙江（67 家，66.67%）、上海（33 家，62.26%）、新疆（17 家，60.71%）（图 1-6）。

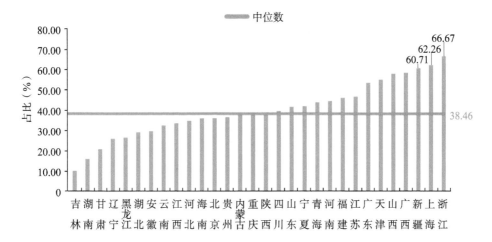

图 1-6 2021 年各省（自治区、直辖市）开展日间手术的三级医疗机构占比

统计时间段内，各省（自治区、直辖市）开展日间手术的二级医疗机构填报占比前 3 位的分别为浙江（96 家，30.59%）、上海（16 家，17.20%）、江苏（95 家，9.50%）（图 1-7）。

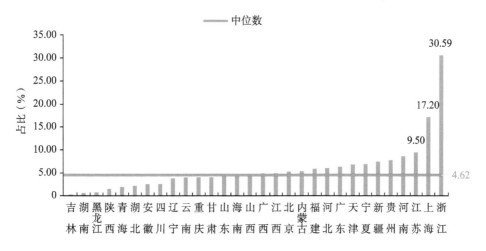

图 1-7 2021 年各省（自治区、直辖市）开展日间手术的二级医疗机构占比

### 3. 开展日间手术的医疗机构抽样调查分区域统计情况

从区域发展情况进行统计，2021 年东部地区开展日间手术的医疗机构填报

数量为 929 家，占比为 49.68%；中部地区为 386 家，占比为 20.64%；西部地区
为 555 家，占比为 29.68%（图 1-8）。

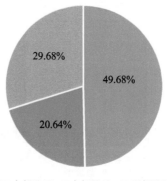

图 1-8  2021 年全国开展日间手术的医疗机构占比分区域统计[1]

2021 年各区域开展日间手术的医疗机构占比[2]显示，东部地区为 6.52%、中
部地区为 3.51%，西部地区为 4.91%（图 1-9）。

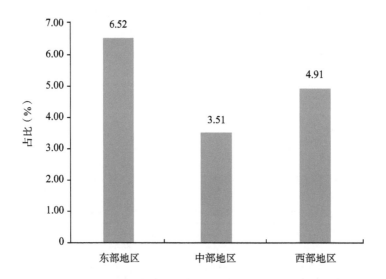

图 1-9  2021 年各区域开展日间手术的医疗机构占比

---

1  全国开展日间手术的医疗机构占比是指填报的某区域开展日间手术的医疗机构数量占所有填报的医疗
机构数量的比例。

2  各区域开展日间手术的医疗机构占比是指填报的某区域开展日间手术的医疗机构数量占该区域所有医
疗机构数量的比例。

（二）2019—2021年全国开展日间手术的医疗机构抽样调查概况

**1. 开展日间手术的医疗机构抽样调查分布情况**

对2019—2021年抽样调查数据中开展日间手术的医疗机构数量[1]及其占比[2]进行统计，分别为1414家（4.12%），1756家（4.96%）和1870家（5.11%），呈逐年增长趋势（图1-10）。

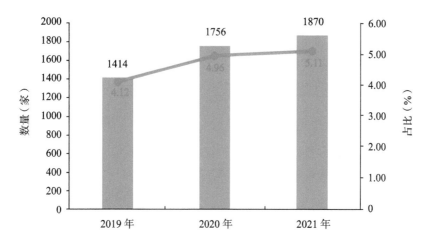

图1-10　2019—2021年全国开展日间手术的医疗机构数量及其占比

2019—2021年各省（自治区、直辖市）开展日间手术的医疗机构填报数量占本省（自治区、直辖市）所有医疗机构数量的比例情况（按照2021年的数据升序排列）显示，2019年占比排名前3位的为上海（13.37%）、福建（9.75%）、广西（8.26%）；2020年占比排名前3位的为上海（13.07%）、福建（9.64%）、北京（9.37%）；2021年占比排名前3位的为上海（11.50%）、浙江（10.98%）、广东（9.99%）（图1-11）。

---

1　全国所有医疗机构数量数据来源于2020—2022年的《中国卫生健康统计年鉴》。

2　开展日间手术的医疗机构数量占比是指全国填报的日间手术医疗机构数量占同期全国所有医疗机构数量的比例。

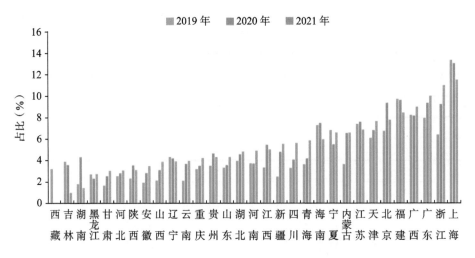

图 1-11　2019—2021 年各省（自治区、直辖市）开展日间手术医疗机构占比

**2. 开展日间手术的医疗机构抽样调查分级别统计情况**

2019—2021 年开展日间手术的三级医疗机构填报数占比高于二级医疗机构，其中，三级医疗机构填报数逐年有小幅增长，二级医疗机构填报数在 2021 年有小幅回落（表 1-2、图 1-12）。

表 1-2　2019—2021 年全国开展日间手术的医疗机构数量及占比分级别统计情况

| 级别 | 2019 年 | | 2020 年 | | 2021 年 | |
|---|---|---|---|---|---|---|
| | 数量（家） | 占比（%）ᵃ | 数量（家） | 占比（%）ᵃ | 数量（家） | 占比（%）ᵃ |
| 全国医疗机构 | 1414 | 4.12 | 1756 | 4.96 | 1870 | 5.11 |
| 三级医疗机构 | 981 | 35.69 | 1193 | 39.82 | 1308 | 39.94 |
| 二级医疗机构 | 433 | 4.47 | 563 | 5.41 | 562 | 5.18 |

注：a 表示全国填报的日间手术医疗机构数量占全国同等级别的医疗机构数量的比例。

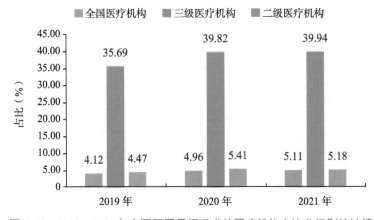

图 1-12　2019—2021 年全国开展日间手术的医疗机构占比分级别统计情况

### 3. 开展日间手术的医疗机构抽样调查分区域统计情况

按照区域发展的数据统计，2019—2021年东部地区开展日间手术的医疗机构填报数量占比整体上高于其他区域，其中2020年最高。2019—2021年中部地区开展日间手术的医疗机构填报数量占比最低。此外，3年来西部地区开展日间手术的医疗机构填报数量占比呈逐年增加趋势（表1-3、图1-13）。

表1-3　2019—2021年全国开展日间手术的医疗机构数量及占比分区域统计情况

| 区域 | 2019年 | | 2020年 | | 2021年 | |
|---|---|---|---|---|---|---|
| | 数量（家） | 占比（%）[a] | 数量（家） | 占比（%）[a] | 数量（家） | 占比（%）[a] |
| 全国 | 1414 | 4.12 | 1756 | 4.96 | 1832 | 5.11 |
| 东部地区 | 768 | 5.71 | 887 | 6.42 | 891 | 6.52 |
| 中部地区 | 287 | 2.86 | 386 | 3.67 | 386 | 3.51 |
| 西部地区 | 359 | 3.30 | 483 | 4.36 | 555 | 4.91 |

注：a表示各区域填报的日间手术医疗机构数量占该区域的医疗机构数量的比例。

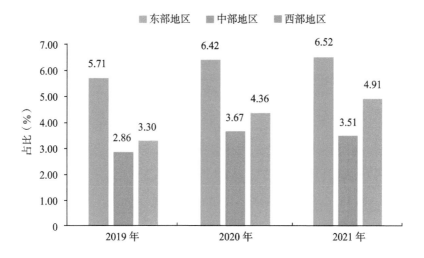

图1-13　2019—2021年全国开展日间手术的医疗机构占比分区域统计情况

### （三）2021年全国建立日间手术中心（集中运行单元）的医疗机构抽样调查概况[1]

### 1. 建立日间手术中心的医疗机构统计情况

2021年全国有159家医疗机构建立日间手术中心（集中运行单元）[2]。各省

---

1　在我国，日间手术中心是对日间手术开展集中式运行管理的医疗活动场所。

2　青海省建立日间手术中心的医疗机构数量为0。

（自治区、直辖市）建立日间手术中心的医疗机构数量占本省（自治区、直辖市）填报的医疗机构数量的比例中位数和均值均为19.00%。各省（自治区、直辖市）建立日间手术中心的医疗机构数量占比排名前3位的为上海（21家，42.86%）、甘肃（7家，33.33%）、河南（36家，30.51%）（图1-14）。

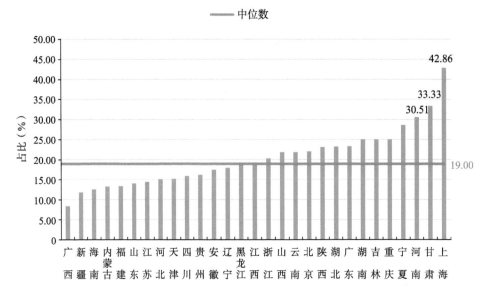

注：上海、甘肃、河南开设日间手术中心的医疗机构数量分别为21、7和36家，
填报的医疗机构数量分别为49、21和118家。

图1-14 2021年各省（自治区、直辖市）建立日间手术中心的医疗机构占比

### 2. 建立日间手术中心的医疗机构分级别统计情况

2021年全国建立日间手术中心的三级医疗机构数量为266家，占填报的三级医疗机构数量的比例为20.34%；建立日间手术中心的二级医疗机构数量为96家，占比为17.08%（表1-4）。

表1-4 2021年全国建立日间手术中心的医疗机构分级别统计情况

| 级别 | 独立日间手术中心数量（家） | 医疗机构数量（家） | 占比（%） |
| --- | --- | --- | --- |
| 全国医疗机构 | 362 | 1870 | 19.36 |
| 三级医疗机构 | 266 | 1308 | 20.34 |
| 二级医疗机构 | 96 | 562 | 17.08 |

（四）2019—2021 年全国建立日间手术中心的医疗机构对比统计概况[1]

**1. 建立日间手术中心的医疗机构统计情况**

2019—2021 年全国抽样调查中建立日间手术中心的医疗机构数量分别为 444、329 和 362 家，其占同期填报的医疗机构数量的比例分别为 31.40%、18.74% 和 19.36%，其中 2019 年处于最高水平（图 1-15）。

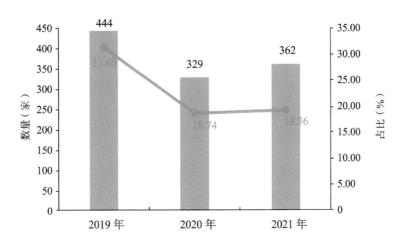

图 1-15　2019—2021 年全国建立日间手术中心的医疗机构数量及占比

**2. 建立日间手术中心的医疗机构分级别统计情况**

2019—2021 年不同级别医疗机构的统计数据显示，建立日间手术中心的三级医疗机构占比从 2019 年的 29.87% 下降到 2020 年的 19.61%，2021 年有所回升（20.34%）；建立日间手术中心的二级医疗机构占比从 2019 年的 34.87% 下降到 2020 年的 16.87%，2021 年有所回升（17.08%）（表 1-5、图 1-16）。

表 1-5　2019—2021 年全国建立日间手术中心的医疗机构占比分级别统计情况

| 级别 | 2019 年 | | 2020 年 | | 2021 年 | |
| --- | --- | --- | --- | --- | --- | --- |
| | 数量（家） | 占比（%）[a] | 数量（家） | 占比（%）[a] | 数量（家） | 占比（%）[a] |
| 全国医疗机构 | 444 | 31.40 | 329 | 18.74 | 362 | 19.36 |
| 三级医疗机构 | 293 | 29.87 | 234 | 19.61 | 266 | 20.34 |
| 二级医疗机构 | 151 | 34.87 | 95 | 16.87 | 96 | 17.08 |

注：a 表示全国建立日间手术中心的医疗机构数量占全国填报的同等级别的医疗机构数量的比例。

---

1　在我国，独立日间手术中心是对日间手术开展集中式管理的医疗活动场所。

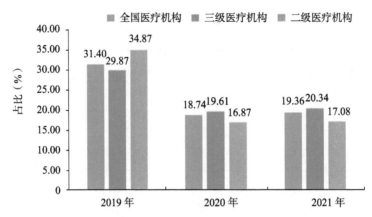

图 1-16　2019—2021 年全国建立日间手术中心的医疗机构占比分级别统计情况

## 二、日间手术医疗服务能力概况

### （一）2021 年全国日间手术量统计概况

统计时间段内，纳入统计分析的全国各级医疗机构（765 家）日间手术总量为 131.99 万人次，均值为 1725 人次/家。

### 1. 日间手术量占择期手术量比例统计情况

2021 年纳入分析的各省（自治区、直辖市）医疗机构日间手术量占择期手术量比例中位数为 9.23%，均值为 9.91%。从各省（自治区、直辖市）医疗机构日间手术量占择期手术量比例情况来看，前 3 位为天津（25.48%）、陕西（19.98%）、浙江（19.74%）（图 1-17）。

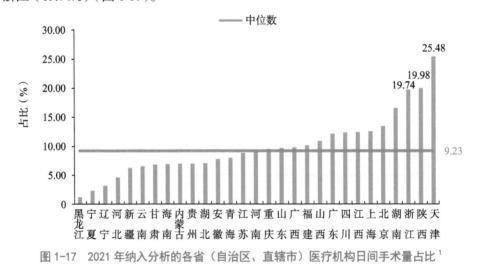

图 1-17　2021 年纳入分析的各省（自治区、直辖市）医疗机构日间手术量占比 [1]

---

[1] 该占比表示 2021 年纳入分析的各省（自治区、直辖市）医疗机构开展日间手术总人次数占择期手术总人次数的比例。

### 2. 日间手术量占择期手术量比例分级别统计情况

统计时间段内，纳入统计分析的全国各级医疗机构（765 家）中，二级和三级医疗机构日间手术量分别为 9.20 万人次（14.71%）和 122.79 万人次（11.03%）（表 1-6）。

表 1-6　2021 年全国纳入分析的医疗机构日间手术量占比分级别统计情况

| 级别 | 日间手术量（万人次） | 择期手术量（万人次） | 占比（%） |
| --- | --- | --- | --- |
| 三级医疗机构 | 122.79 | 1113.73 | 11.03 |
| 二级医疗机构 | 9.20 | 62.53 | 14.71 |

统计时间段内，全国共 615 家三级医疗机构纳入统计分析，这些医疗机构日间手术量占择期手术量比例的中位数为 8.03%，均值为 9.74%。该比值最高的前 3 位省（自治区、直辖市）为天津（25.48%）、陕西（20.57%）、浙江（20.13%）（图 1-18）。

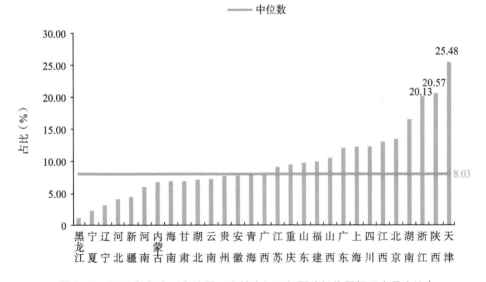

图 1-18　2021 年各省（自治区、直辖市）三级医疗机构日间手术量占比[1]

统计时间段内，全国共 150 家二级医疗机构纳入统计分析，这些医疗机构日间手术量占择期手术量比例的中位数为 13.68%，均值为 16.49%。该比值最

---

[1] 该占比表示 2021 年纳入分析的各省（自治区、直辖市）三级医疗机构开展日间手术总人次数占择期手术总人次数的比例。

高的前 3 位省（自治区、直辖市）为湖南（100%）[1]、河南（34.75%）、广西（31.22%）（图 1-19）。

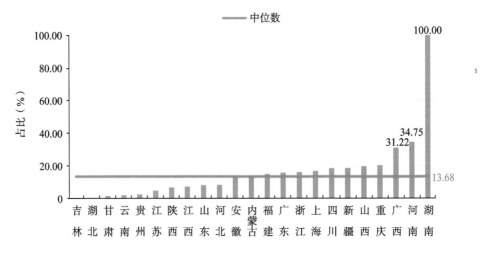

图 1-19　2021 年各省（自治区、直辖市）二级医疗机构日间手术量占比 [2]

（二）2019—2021 年全国日间手术量对比统计概况

2019—2021 年全国纳入分析的医疗机构日间手术总量逐步提升，3 年日间手术总人次数分别为 65.23 万、96.33 万和 131.99 万，均值分别为 1603、1353 和 1725 人次 / 家（图 1-20）。

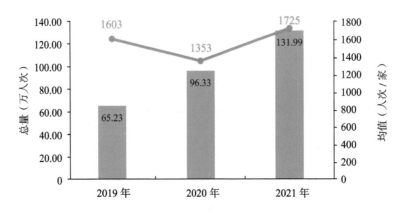

图 1-20　2019—2021 年全国纳入分析的医疗机构日间手术量情况

1　统计时间段内湖南省纳入分析的二级医疗机构仅有 1 家，且该医院填报的日间手术量和择期手术量均为 10 人次，因此湖南省日间手术量占择期手术量比例达到 100%。

2　该占比表示 2021 年纳入分析的各省（自治区、直辖市）二级医疗机构开展日间手术总人次数占择期手术总人次数的比例。

### 1. 日间手术量占择期手术量比例统计情况

2019—2021 年全国纳入分析的医疗机构日间手术人次数分别为 65.23 万、96.33 万和 131.99 万[1]，择期手术人次数分别为 740.96 万、879.38 万和 1176.27 万，日间手术量占择期手术量的比例分别为 8.80%、10.95% 和 11.22%（表 1-7、图 1-21）。可见 2019—2021 年纳入分析的日间手术量占择期手术量的比例呈现逐年上升趋势。

表 1-7  2019—2021 年日间手术量及占比情况

| 年份 | 日间手术量（万人次） | 择期手术量（万人次） | 占比（%） |
|---|---|---|---|
| 2019 年 | 65.23 | 740.96 | 8.80 |
| 2020 年 | 96.33 | 879.38 | 10.95 |
| 2021 年 | 131.99 | 1176.27 | 11.22 |

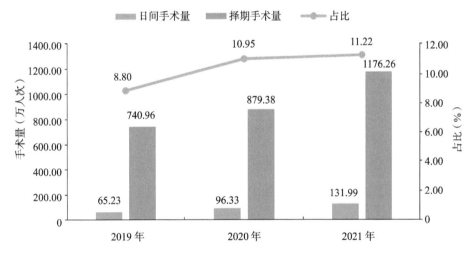

图 1-21  2019—2021 年日间手术量与择期手术量情况

### 2. 日间手术量占择期手术量比例分级别统计情况

2019—2021 年全国纳入分析的三级医疗机构日间手术总人次数和占择期手术的比例分别为 61.10 万（8.72%）、89.63 万（10.96%）和 122.79 万（11.03%）；全国二级医疗机构纳入分析的日间手术总人次数和占择期手术的比例分别为 4.13 万（10.15%）、6.70 万（10.87%）和 9.20 万（14.71%）（表 1-8、图 1-22）。

---

1  此处提及的 2019—2021 年日间手术人次数的统计口径均为当年开展的 24 小时内日间手术总人次数。

表 1-8　2019—2021 年日间手术量分级别统计情况

| 级别 | 2019 年 | | 2020 年 | | 2021 年 | |
|---|---|---|---|---|---|---|
| | 日间手术量（万人次） | 占比（%）[a] | 日间手术量（万人次） | 占比（%）[a] | 日间手术量（万人次） | 占比（%）[a] |
| 三级医疗机构 | 61.10 | 8.72 | 89.63 | 10.96 | 122.76 | 11.03 |
| 二级医疗机构 | 4.13 | 10.15 | 6.70 | 10.87 | 9.20 | 14.71 |

注：a 表示 2019—2021 年纳入分析的二级、三级医疗机构开展的日间手术量占择期手术量的比例。

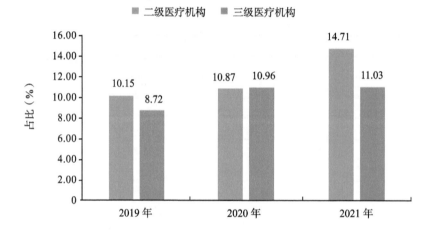

图 1-22　2019—2021 年二级、三级医疗机构日间手术量占择期手术量的比例

由表 1-8 和图 1-22 可知，2019—2021 年全国二级、三级医疗机构日间手术量占择期手术量的比例均呈现逐年上升趋势。

## 三、日间手术医疗质量与安全概况

### （一）2021 年全国日间手术医疗质量指标统计概况

**1. 日间手术患者延迟出院率**

（1）各省（自治区、直辖市）纳入分析的医疗机构日间手术患者延迟出院率统计情况

延迟出院率是指日间手术患者因各种因素在 24 小时内不能出院，需转回专科病房进一步住院观察治疗的人数占同期日间手术患者总人数的比例。2021 年纳入统计分析的医疗机构（765 家）日间手术患者延迟出院人次数为 225 464，日间手术患者延迟出院率均值为 14.59%、中位数为 12.69%，排名前 3 位的省（自治区、直辖市）为黑龙江（55.37%）、宁夏（43.23%）、内蒙古（33.31%）（图 1-23）。

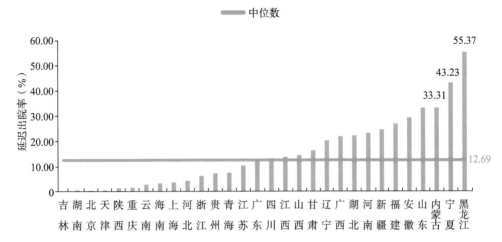

注：2021年吉林日间手术患者延迟出院率为0；黑龙江、宁夏和内蒙古的
日间手术患者延迟出院人次数分别为1222、335和5360。

图1-23 2021年各省（自治区、直辖市）医疗机构日间手术患者延迟出院率

（2）全国纳入分析的医疗机构日间手术患者延迟出院率分类别统计情况

2021年纳入统计分析的三级医疗机构日间手术患者延迟出院人次数为219 591，延迟出院率为15.17%；二级医疗机构日间手术患者延迟出院人次数为5873，延迟出院率为6.00%（图1-24）。

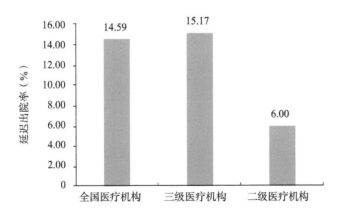

图1-24 2021年全国各级别医疗机构日间手术延迟出院率

2021年东部、中部、西部3个地区纳入分析的日间手术患者延迟出院人次数分别为137 744、53 644、34 076，延迟出院率分别为13.90%、20.47%、11.67%（表1-9）。

表1-9 2021年全国医疗机构日间手术延迟出院率分类别统计情况

| 类别 | 延迟出院患者人次数 | 日间手术患者总人次数 | 占比（%） |
|---|---|---|---|
| 全国医疗机构 | 225 464 | 1 545 336 | 14.59 |
| 级别 | | | |
| 三级医疗机构 | 219 591 | 1 447 487 | 15.17 |
| 二级医疗机构 | 5873 | 97 849 | 6.00 |
| 区域 | | | |
| 东部地区 | 137 744 | 991 227 | 13.90 |
| 中部地区 | 53 644 | 262 046 | 20.47 |
| 西部地区 | 34 076 | 292 063 | 11.67 |

**2. 日间手术患者非计划再手术率**

（1）各省（自治区、直辖市）纳入分析的医疗机构日间手术患者非计划再手术率统计情况

非计划再手术率是指行日间手术患者术后24小时内因手术直接或间接因素而需再次手术的比例。2021年纳入统计分析的医疗机构（765家）日间手术患者非计划再手术人次数为751，日间手术患者非计划再手术率均值为0.57‰、中位数为0.14‰。排名前3位的省（自治区、直辖市）为天津（3.35‰）、广东（2.57‰）、河南（1.28‰）（图1-25）。

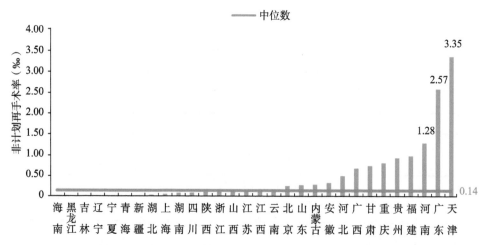

注：2021年海南、黑龙江、吉林、辽宁、宁夏、青海和新疆日间手术患者非计划再手术人次数均为0；
　　天津、广东和河南非计划再手术人次数分别为79、348和90。

图1-25 2021年各省（自治区、直辖市）医疗机构日间手术患者非计划再手术率

（2）全国纳入分析的医疗机构日间手术患者非计划再手术率分类别统计情况

2021 年纳入统计分析的三级医疗机构日间手术患者非计划再手术人次数为714，非计划再手术率为 0.58‰；二级医疗机构日间手术患者非计划再手术人次数为 37，非计划再手术率为 0.40‰（图 1-26）。

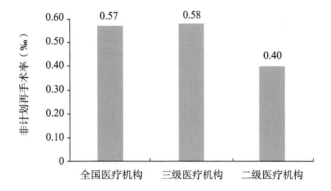

图 1-26　2021 年全国各级别医疗机构日间手术非计划再手术率

2021 年东部、中部、西部 3 个地区纳入分析的日间手术患者非计划再手术人次数分别为 572、110、69，非计划再手术率分别为 0.67‰、0.53‰、0.27‰（表 1-10）。

表 1-10　2021 年全国医疗机构日间手术患者非计划再手术率分类别统计情况

| 类别 | 非计划再手术患者人次数 | 日间手术患者总人次数 | 占比（‰） |
| --- | --- | --- | --- |
| 全国医疗机构 | 751 | 1 319 872 | 0.57 |
| 级别 | | | |
| 三级医疗机构 | 714 | 1 227 896 | 0.58 |
| 二级医疗机构 | 37 | 91 976 | 0.40 |
| 区域 | | | |
| 东部地区 | 572 | 853 483 | 0.67 |
| 中部地区 | 110 | 208 402 | 0.53 |
| 西部地区 | 69 | 257 987 | 0.27 |

### 3. 日间手术患者出院后 30 日内非计划再住院率

（1）各省（自治区、直辖市）纳入分析的医疗机构日间手术患者出院后 30 日内非计划再住院率统计情况

30 日内非计划再住院率是指行日间手术的患者术后 30 日内因该次日间手术相关手术或麻醉原因引起的直接或间接并发症而再次住院的人数占同期日间手术患者出院总人数的比例，是反映医疗机构日间手术质量的重要指标。2021 年纳入统计分析的医疗机构（765 家）日间手术患者非计划再住院人次数为 2046，日间手术患者

非计划再住院率均值为 1.55‰、中位数为 0.49‰，排名前 3 位的省（自治区、直辖市）为新疆（12.69‰）、福建（5.20‰）、山东（5.02‰）（图 1-27）。

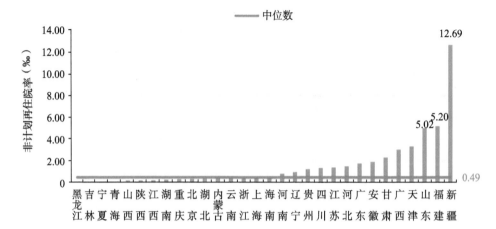

注：2021 年黑龙江、吉林、宁夏和青海日间手术患者非计划再住院率均为 0；新疆、福建和山东日间手术患者非计划再手术人次数分别为 69、274 和 616。

图 1-27　2021 年各省（自治区、直辖市）医疗机构日间手术患者出院后 30 日内非计划再住院率

（2）全国纳入分析的医疗机构日间手术患者出院后 30 日内非计划再住院率分类别统计情况

2021 年纳入统计分析的三级医疗机构日间手术患者非计划再住院人次数为 1994，非计划再住院率为 1.62‰；二级医疗机构日间手术患者非计划再住院人次数为 52，非计划再住院率为 0.57‰（图 1-28）。

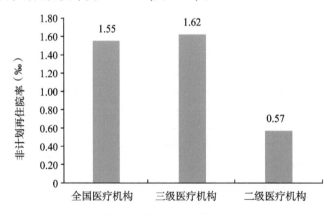

图 1-28　2021 年全国各级别医疗机构日间手术患者出院后 30 日内非计划再住院率

2021 年东部、中部、西部 3 个地区纳入分析的日间手术患者非计划再住院人次数分别为 1562、148、336，非计划再住院率分别为 1.83‰、0.71‰、1.30‰（表 1-11）。

表 1-11　2021 年全国医疗机构日间手术患者出院后 30 日内
非计划再住院率分类别统计情况

| 类别 | 30 日内非计划再住院人次数 | 日间手术患者总人次数 | 占比（‰） |
|---|---|---|---|
| 全国医疗机构 | 2046 | 1 319 872 | 1.55 |
| 级别 | | | |
| 三级医疗机构 | 1994 | 1 227 896 | 1.62 |
| 二级医疗机构 | 52 | 91 976 | 0.57 |
| 区域 | | | |
| 东部地区 | 1562 | 853 483 | 1.83 |
| 中部地区 | 148 | 208 402 | 0.71 |
| 西部地区 | 336 | 257 987 | 1.30 |

**4. 日间手术全麻患者入院前麻醉评估完成率**

（1）各省（自治区、直辖市）纳入分析的医疗机构日间手术全麻患者入院前
麻醉评估完成率统计情况

患者入院前麻醉评估完成率是指行日间手术的患者在入院前完成麻醉评估的
人数占同期全麻患者总人数的比例，能反映医疗机构日间患者入院前麻醉评估完
成情况。提升患者入院前麻醉评估完成率是保证患者安全和提升工作效率，降低
停台率的重要措施。2021 年纳入统计分析的医疗机构（765 家）日间手术全麻患
者入院前完成麻醉评估人次数为 422 886，日间手术全麻患者入院前麻醉评估完
成率的均值为 89.83%、中位数为 97.14%。云南、青海、宁夏、黑龙江、海南和
甘肃等 6 个省（自治区、直辖市）的日间手术全麻患者入院前麻醉评估完成率达
到 100.00%（图 1-29）。

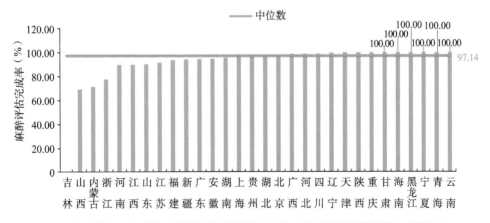

注：2021 年吉林全麻患者总人数及行日间手术的患者在入院前完成麻醉评估的人数均为 0。

图 1-29　2021 年各省（自治区、直辖市）医疗机构日间手术全麻患者入院前麻醉评估完成率

（2）全国纳入分析的医疗机构日间手术全麻患者入院前麻醉评估完成率分类别统计情况

2021年纳入统计分析的三级医疗机构日间手术全麻患者入院前完成麻醉评估人次数为393 720，麻醉评估完成率为90.26%；二级医疗机构日间手术全麻患者入院前完成麻醉评估人次数为29 166，麻醉评估完成率为84.45%（图1-30）。

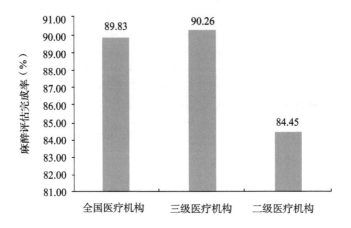

图 1-30　2021 年全国各级别医疗机构日间手术全麻患者入院前麻醉评估完成率

2021年东部、中部、西部3个地区纳入分析的日间手术全麻患者入院前完成麻醉评估人次数分别为262 477、75 488、84 921，麻醉评估完成率分别为87.10%、90.55%、98.70%（表1-12）。

表 1-12　2021 年全国医疗机构日间手术全麻患者入院前
麻醉评估完成率分类别统计情况

| 类别 | 全麻患者入院前麻醉评估完成人次数 | 全麻患者总人次数 | 占比（%） |
| --- | --- | --- | --- |
| 全国医疗机构 | 422 886 | 470 753 | 89.83 |
| 级别 | | | |
| 　三级医疗机构 | 393 720 | 436 215 | 90.26 |
| 　二级医疗机构 | 29 166 | 34 538 | 84.45 |
| 区域 | | | |
| 　东部地区 | 262 477 | 301 349 | 87.10 |
| 　中部地区 | 75 488 | 83 366 | 90.55 |
| 　西部地区 | 84 921 | 86 038 | 98.70 |

### 5. 日间手术患者术后 30 日内完成计划随访率

（1）各省（自治区、直辖市）纳入分析的医疗机构日间手术患者术后 30 日内完成计划随访率统计情况

日间手术患者术后 30 日内完成计划随访率是指日间手术术后 30 日内完成计划随访的人次数占同期日间手术总入院人次数的比例。2021 年纳入统计分析的医疗机构（765 家）日间手术患者术后 30 日内完成计划随访人次数为 1 188 819，日间手术患者术后 30 日内完成计划随访率的均值为 90.07%、中位数为 95.15%。青海、宁夏、吉林等 3 个省（自治区、直辖市）的日间手术患者术后 30 日内完成计划随访率达到 100.00%（图 1-31）。

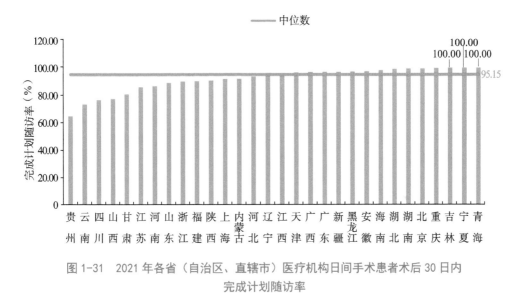

图 1-31　2021 年各省（自治区、直辖市）医疗机构日间手术患者术后 30 日内
完成计划随访率

（2）全国纳入分析的医疗机构日间手术患者术后 30 日内完成计划随访率分类别统计情况

2021 年纳入统计分析的三级医疗机构日间手术患者术后 30 日内完成计划随访人次数为 1 109 371，完成计划随访率为 90.35%；二级医疗机构日间手术患者术后 30 日内完成计划随访人次数为 79 448，完成计划随访率为 86.38%（图 1-32）。

2021 年东部、中部、西部 3 个地区纳入分析的日间手术患者术后 30 日内完成计划随访人次数分别为 778 163、190 928、219 728，完成计划随访率分别为 91.17%、91.62%、85.17%（表 1-13）。

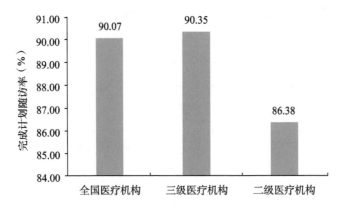

图 1-32　2021 年全国各级别医疗机构日间手术患者术后 30 日内
完成计划随访率

表 1-13　2021 年全国医疗机构日间手术患者术后 30 日内
完成计划随访率分类别统计情况

| 类别 | 术后 30 日内完成计划随访人次数 | 日间手术患者总人次数 | 占比（%） |
| --- | --- | --- | --- |
| 全国医疗机构 | 1 188 819 | 1 319 872 | 90.07 |
| 级别 | | | |
| 　三级医疗机构 | 1 109 371 | 1 227 896 | 90.35 |
| 　二级医疗机构 | 79 448 | 91 976 | 86.38 |
| 区域 | | | |
| 　东部地区 | 778 163 | 853 483 | 91.17 |
| 　中部地区 | 190 928 | 208 402 | 91.62 |
| 　西部地区 | 219 728 | 257 987 | 85.17 |

**6. 日间手术患者出院后 7 日内完成计划随访率**

（1）各省（自治区、直辖市）纳入分析的医疗机构日间手术患者出院后 7 日内完成计划随访率统计情况

日间手术患者出院后 7 日内完成计划随访率是指日间手术出院后 7 日内完成计划随访的人次数占同期日间手术总入院人次数的比例。2021 年纳入统计分析的医疗机构中（765 家）日间手术患者出院后 7 日内完成计划随访人次数为 1 121 663，完成计划随访率的均值为 84.98%、中位数为 90.18%。宁夏、吉林、黑龙江、海南等 4 个省（自治区、直辖市）的日间手术患者出院后 7 日内完成计划随访率达到 100.00%（图 1-33）。

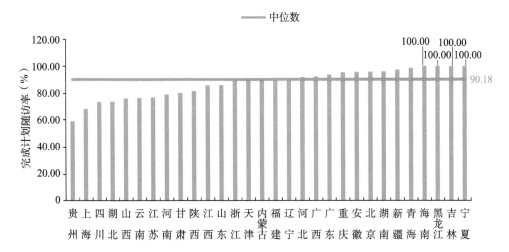

图 1-33　2021 年各省（自治区、直辖市）医疗机构日间手术出院后 7 日内完成计划随访率

（2）全国纳入分析的医疗机构日间手术患者出院后 7 日内完成计划随访率分类别统计情况

2021 年纳入统计分析的三级医疗机构日间手术患者出院后 7 日内完成计划随访人次数为 1 046 279，完成计划随访率为 85.21%；二级医疗机构日间手术患者出院后 7 日内完成计划随访人次数为 75 384，完成计划随访率为 81.96%（图 1-34）。

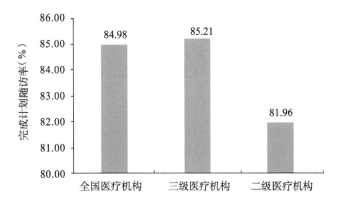

图 1-34　2021 年全国各级别医疗机构日间手术患者出院后 7 日内完成计划随访率

2021 年东部、中部、西部 3 个地区纳入分析的日间手术患者出院后 7 日内完成计划随访人次数分别为 739 089、173 983、208 591，完成计划随访率分别为 86.60%、83.48%、80.85%（表 1-14）。

表1-14　2021年全国医疗机构日间手术患者出院后7日内完成计划随访率分类别统计情况

| 类别 | 出院后7日内完成计划随访人次数 | 日间手术患者总人次数 | 占比（%） |
|---|---|---|---|
| 全国医疗机构 | 1 121 663 | 1 319 872 | 84.98 |
| 级别 | | | |
| 三级医疗机构 | 1 046 279 | 1 227 896 | 85.21 |
| 二级医疗机构 | 75 384 | 91 976 | 81.96 |
| 区域 | | | |
| 东部地区 | 739 089 | 853 483 | 86.60 |
| 中部地区 | 173 983 | 208 402 | 83.48 |
| 西部地区 | 208 591 | 257 987 | 80.85 |

### 7. 日间手术患者术后并发症发生率

（1）各省（自治区、直辖市）纳入分析的医疗机构日间手术患者术后并发症发生率统计情况

日间手术患者术后并发症发生率是指日间手术患者术后发生手术相关并发症人次数占同期日间手术患者出院总人数的比例。预防手术后并发症发生是医疗质量管理和监控的重点，也是患者安全管理的核心内容，是衡量医疗技术能力和管理水平的重要结果指标。2021年纳入统计分析的医疗机构中（765家）日间手术患者术后并发症发生人次数为2665，术后并发症发生率均值为2.02‰、中位数为0.82‰，排名前3位的省（自治区、直辖市）为重庆（5.19‰）、四川（3.91‰）、广东（3.75‰）（图1-35）。

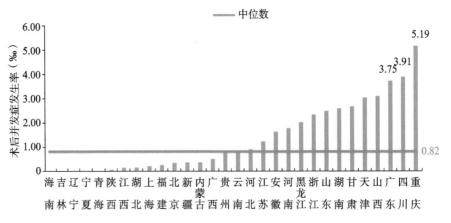

注：2021年海南、吉林、辽宁、宁夏和青海日间手术患者术后并发症发生率均为0；重庆、四川和广东的日间手术患者术后并发症发生人次数分别为136、387和507。

图1-35　2021年各省（自治区、直辖市）医疗机构日间手术患者术后并发症发生率

（2）全国纳入分析的医疗机构日间手术患者术后并发症发生率分类别统计情况

2021年纳入统计分析的三级医疗机构日间手术患者术后并发症发生人次数为2478，术后并发症发生率为2.020‰；二级医疗机构日间手术患者术后并发症发生人次数为187，术后并发症发生率为2.030‰（图1-36）。

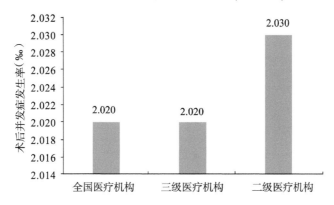

图1-36　2021年全国各级别医疗机构日间手术患者术后并发症发生率

2021年东部、中部、西部3个地区纳入分析的日间手术患者术后并发症发生人次数分别为1742、339、584，并发症发生率分别为2.04‰、1.63‰、2.26‰（表1-15）。

表1-15　2021年全国医疗机构日间手术患者术后并发症发生率分类别统计情况

| 类别 | 日间手术患者术后发生手术相关并发症人次数 | 日间手术患者总人次数 | 占比（‰） |
|---|---|---|---|
| 全国医疗机构 | 2665 | 1 319 872 | 2.02 |
| 级别 | | | |
| 三级医疗机构 | 2478 | 1 227 896 | 2.02 |
| 二级医疗机构 | 187 | 91 976 | 2.03 |
| 区域 | | | |
| 东部地区 | 1742 | 853 483 | 2.04 |
| 中部地区 | 339 | 208 402 | 1.63 |
| 西部地区 | 584 | 257 987 | 2.26 |

**8. 日间手术取消率**

（1）各省（自治区、直辖市）纳入分析的医疗机构日间手术取消率统计情况

日间手术取消率是指预约日间手术成功的患者，在入院前因各种原因停止手术的人次数占全院开展日间手术人次数的比例。降低日间手术取消率是提升日间医疗资源利用率的重要措施，可用于同级医院间医疗资源利用度和管理水平的

横向比较。2021 年纳入统计分析的医疗机构中（765 家）日间手术取消人次数为 34 265，日间手术取消率均值为 2.60%、中位数为 1.83%，排名前 3 位的省（自治区、直辖市）为重庆（9.76%）、福建（6.75%）、广东（5.31%）（图 1-37）。

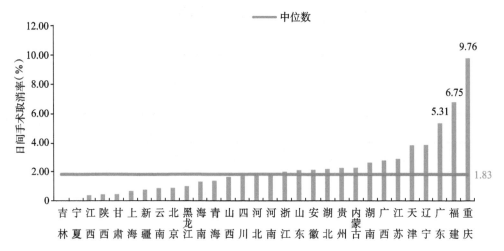

注：2021 年吉林和宁夏日间手术取消率均为 0；重庆、福建和广东的日间手术取消人次数
分别为 2557、3561 和 7118。

图 1-37　2021 年各省（自治区、直辖市）医疗机构日间手术取消率

（2）全国纳入分析的医疗机构日间手术取消率分类别统计情况

2021 年纳入统计分析的三级医疗机构日间手术取消人次数为 32 922，日间手术取消率为 2.68%；二级医疗机构日间手术取消人次数为 1343，日间手术取消为 1.46%（图 1-38）。

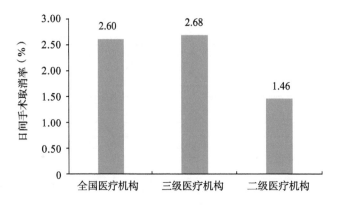

图 1-38　2021 年全国各级别医疗机构日间手术取消率

2021 年东部、中部、西部 3 个地区纳入分析的日间手术取消人次数分别为 24 494、3926、5845，日间手术取消率分别为 2.87%、1.88%、2.27%（表 1-16）。

表 1-16　2021 年全国医疗机构日间手术取消率分类别统计情况

| 类别 | 取消日间手术人次数 | 日间手术患者总人次数 | 占比（%） |
|---|---|---|---|
| 全国医疗机构 | 34 265 | 1 319 872 | 2.60 |
| 级别 | | | |
| 　三级医疗机构 | 32 922 | 1 227 896 | 2.68 |
| 　二级医疗机构 | 1343 | 91 976 | 1.46 |
| 区域 | | | |
| 　东部地区 | 24 494 | 853 483 | 2.87 |
| 　中部地区 | 3926 | 208 402 | 1.88 |
| 　西部地区 | 5845 | 257 987 | 2.27 |

**（二）2019—2021 年全国日间手术医疗质量指标对比统计概况**

**1. 日间手术患者非计划再手术率**

（1）全国统计情况

2019—2021 年全国纳入分析的医疗机构日间手术患者非计划再手术率分别为 0.60‰、0.42‰、0.57‰（图 1-39）。

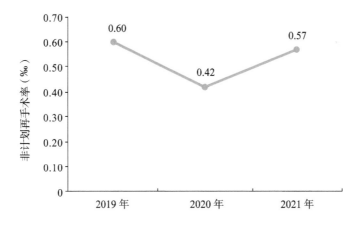

图 1-39　2019—2021 年全国医疗机构日间手术患者非计划再手术率

（2）分级别统计情况

从统计数据来看，2019—2021 年三级医疗机构日间手术患者非计划再手术率分别为 0.58‰、0.42‰、0.58‰，其中 2020 年处于最低水平。二级医疗机构 2020 年的日间手术患者非计划再手术率同样处于最低水平（0.34‰），2019 年处于最高水平（0.87‰）（表 1-17、图 1-40）。

表 1-17　2019—2021 年全国医疗机构日间手术患者非计划再手术率分级别统计情况

| 级别 | 2019 年 | | 2020 年 | | 2021 年 | |
|---|---|---|---|---|---|---|
| | 人次数 | 非计划再手术率（‰）[a] | 人次数 | 非计划再手术率（‰）[a] | 人次数 | 非计划再手术率（‰）[a] |
| 全国医疗机构 | 389 | 0.60 | 401 | 0.42 | 751 | 0.57 |
| 三级医疗机构 | 353 | 0.58 | 378 | 0.42 | 714 | 0.58 |
| 二级医疗机构 | 36 | 0.87 | 23 | 0.34 | 37 | 0.40 |

注：a 表示 2019—2021 年非计划再手术患者人次数占同期日间手术患者总人次数的比例。

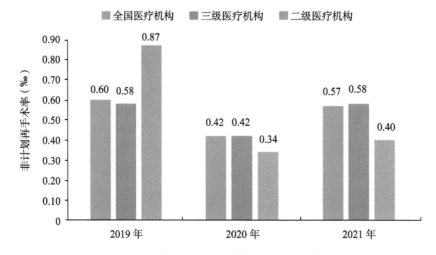

图 1-40　2019—2021 年全国各级别医疗机构日间手术患者非计划再手术率

（3）分区域统计情况

从统计数据来看，2019—2021 年中部地区日间手术患者非计划再手术率分别为 1.59‰、1.02‰、0.53‰，呈逐年下降趋势；而东部地区日间手术患者非计划再手术率呈逐年上升趋势；西部地区 2019 年的日间手术患者非计划再手术率处于最高水平（0.92‰）（表 1-18）。

表 1-18　2019—2021 年全国医疗机构日间手术患者非计划再手术率分区域统计情况

| 地域 | 2019 年 | | 2020 年 | | 2021 年 | |
|---|---|---|---|---|---|---|
| | 人次数 | 非计划再手术率（‰）[a] | 人次数 | 非计划再手术率（‰）[a] | 人次数 | 非计划再手术率（‰）[a] |
| 全国 | 389 | 0.60 | 401 | 0.42 | 751 | 0.57 |
| 东部地区 | 128 | 0.29 | 219 | 0.34 | 572 | 0.67 |
| 中部地区 | 162 | 1.59 | 160 | 1.02 | 110 | 0.53 |
| 西部地区 | 99 | 0.92 | 22 | 0.13 | 69 | 0.27 |

注：a 表示 2019—2021 年非计划再手术患者人次数占同期日间手术患者总人次数的比例。

**2. 日间手术患者出院后 30 日内非计划再住院率**

（1）全国统计情况

2019—2021 年全国纳入分析的医疗机构日间手术患者非计划再住院率分别为 0.49‰、1.23‰、1.55‰，其中，2021 年的非计划再住院率处于最高水平（图 1-41）。

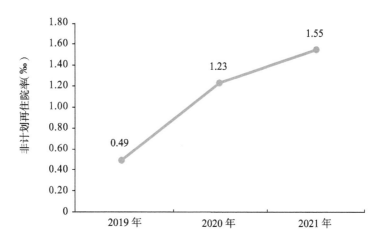

图 1-41　2019—2021 年全国医疗机构日间手术患者出院后 30 日内非计划再住院率

（2）分级别统计情况

从 2019—2021 年的不同级别医疗机构的统计数据来看，三级医疗机构日间手术患者出院后 30 日内非计划再住院率呈逐年上升趋势；二级医疗机构 2020 年日间手术患者出院后 30 日内非计划再住院率处于较高水平，虽然 2021 年有所下降，但仍高于 2019 年（表 1-19、图 1-42）。

表 1-19　2019—2021 年日间手术患者出院后 30 日内非计划再住院率分级别统计情况

| 级别 | 2019 年 | | 2020 年 | | 2021 年 | |
|---|---|---|---|---|---|---|
| | 人次数 | 非计划再住院率（‰）[a] | 人次数 | 非计划再住院率（‰）[a] | 人次数 | 非计划再住院率（‰）[a] |
| 全国医疗机构 | 472 | 0.49 | 1184 | 1.23 | 2046 | 1.55 |
| 三级医疗机构 | 457 | 0.50 | 1145 | 1.28 | 1994 | 1.62 |
| 二级医疗机构 | 15 | 0.26 | 39 | 0.58 | 52 | 0.57 |

注：a 表示 2019—2021 年非计划再住院患者人次数占同期日间手术患者总人次数的比例。

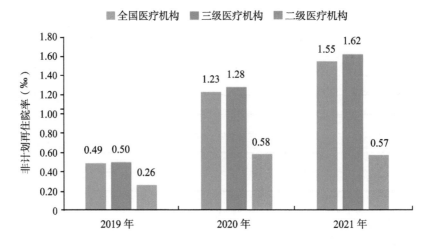

图 1-42　2019—2021 年全国各级别医疗机构日间手术患者出院后 30 日内非计划再住院率

（3）分区域统计情况

从 2019—2021 年纳入分析的统计数据来看，东部地区日间手术患者出院后 30 日内非计划再住院率呈逐年上升趋势；中部地区及西部地区 2020 年非计划再住院率均处于较高水平，2021 年有所下降（表 1-20）。

表 1-20　2019—2021 年全国医疗机构日间手术患者出院后 30 日内
非计划再住院率分区域统计情况

| 区域 | 2019 年 | | 2020 年 | | 2021 年 | |
|---|---|---|---|---|---|---|
| | 人次数 | 非计划再住院率（‰）[a] | 人次数 | 非计划再住院率（‰）[a] | 人次数 | 非计划再住院率（‰）[a] |
| 全国 | 472 | 0.49 | 1184 | 1.23 | 2046 | 1.55 |
| 东部地区 | 267 | 0.41 | 633 | 1.00 | 1562 | 1.83 |
| 中部地区 | 160 | 0.93 | 201 | 1.29 | 148 | 0.71 |
| 西部地区 | 45 | 0.31 | 350 | 2.04 | 336 | 1.30 |

注：a 表示 2019—2021 年非计划再住院患者人次数占同期日间手术患者总人次数的比例。

**3. 日间手术患者术后 30 日内完成计划随访率**

（1）全国统计情况

2019—2021 年全国纳入分析的医疗机构日间手术患者术后 30 日内完成计划随访率分别为 85.89%、85.88%、90.07%，呈波动性增长（图 1-43）。

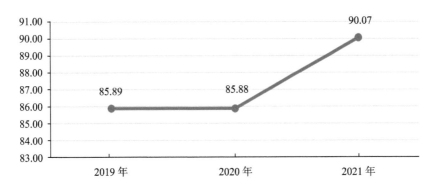

图 1-43 2019—2021 年全国医疗机构日间手术患者术后 30 日内完成计划随访率

（2）分级别统计情况

从 2019—2021 年的开展日间手术的医疗机构术后 30 日内完成计划随访率统计数据来看，三级医疗机构日间手术患者术后 30 日内完成计划随访率逐年上升，分别为 85.56%、85.71%、90.35%；二级医疗机构日间手术患者术后 30 日内完成计划随访率则呈逐年下降趋势，分别为 91.01%、88.18%、86.38%（表 1-21、图 1-44）。

表 1-21 2019—2021 年全国医疗机构日间手术患者术后 30 日内完成计划随访率
分级别统计情况

| 级别 | 2019 年 | | 2020 年 | | 2021 年 | |
|---|---|---|---|---|---|---|
| | 人次数 | 完成计划随访率（%）[a] | 人次数 | 完成计划随访率（%）[a] | 人次数 | 完成计划随访率（%）[a] |
| 全国医疗机构 | 833 942 | 85.89 | 827 322 | 85.88 | 1 188 819 | 90.07 |
| 三级医疗机构 | 780 803 | 85.56 | 768 262 | 85.71 | 1 109 371 | 90.35 |
| 二级医疗机构 | 53 139 | 91.01 | 59 060 | 88.18 | 79 448 | 86.38 |

注：a 表示 2019—2021 日间手术患者术后 30 日内完成计划随访人次数占同期日间手术患者总人次数的比例。

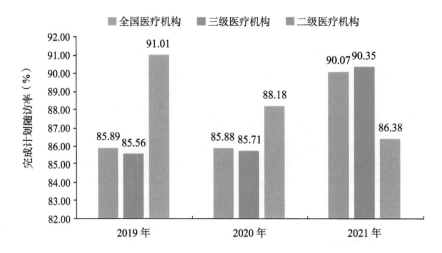

图 1-44 2019—2021 年全国医疗机构日间手术患者术后 30 天完成计划随访率

### 4. 日间手术患者术后并发症发生率

（1）全国统计情况

2019—2021 年全国纳入分析的医疗机构日间手术患者术后并发症发生率分别为 3.27‰、2.87‰、2.02‰，呈逐年下降趋势（图 1-45）。

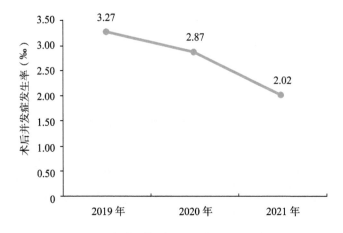

图 1-45 2019—2021 年全国医疗机构日间手术患者术后并发症发生率

（2）分级别统计情况

从 2019—2021 年的不同级别医疗机构的统计数据来看，三级医疗机构日间手术患者术后并发症发生率分别为 3.30‰、2.74‰、2.02‰，呈逐年下降趋势。二级医疗机构 2020 年的日间手术患者术后并发症发生率处于最高水平（4.66‰），2021 年处于最低水平（2.03‰）（表 1-22、图 1-46）。

表 1-22　2019—2021 年全国医疗机构日间手术患者并发症发生率分级别统计情况

| 级别 | 2019 年 | | 2020 年 | | 2021 年 | |
|---|---|---|---|---|---|---|
| | 人次数 | 并发症发生率（‰）a | 人次数 | 并发症发生率（‰）a | 人次数 | 并发症发生率（‰）a |
| 全国医疗机构 | 3171 | 3.27 | 2766 | 2.87 | 2665 | 2.02 |
| 三级医疗机构 | 3013 | 3.30 | 2454 | 2.74 | 2478 | 2.02 |
| 二级医疗机构 | 158 | 2.71 | 312 | 4.66 | 187 | 2.03 |

注：a 表示 2019—2021 年日间手术患者术后发生手术相关并发症人次数占同期日间手术患者总人次数的比例。

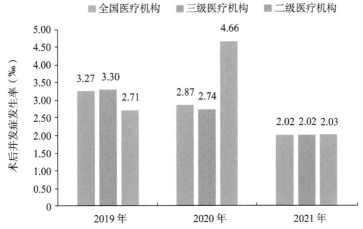

图 1-46　2019—2021 年全国医疗机构日间手术患者术后并发症发生率

### 5. 日间手术取消率

（1）全国统计情况

2019—2021 年全国纳入分析的医疗机构日间手术取消率分别为 2.13‰、2.70‰、2.60‰，其中 2020 年的日间手术取消率处于最高水平（图 1-47）。

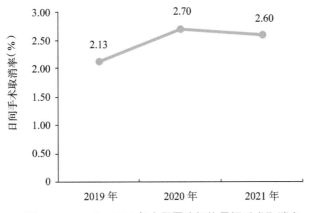

图 1-47　2019—2021 年全国医疗机构日间手术取消率

（2）分级别统计情况

2019—2021 年的纳入分析的统计数据显示，三级医疗机构 2020 年的日间手术取消率处于最高水平（2.80%），2021 年虽有所下降，但与 2019 年相比仍较高；二级医疗机构 2019—2021 年的日间手术患者取消率分别为 2.03%、1.26% 和 1.46%（表 1-23、图 1-48）。

表 1-23　2019—2021 年全国医疗机构日间手术取消率分级别统计情况

| 级别 | 2019 年 | | 2020 年 | | 2021 年 | |
|---|---|---|---|---|---|---|
| | 人次数 | 手术取消率（%）[a] | 人次数 | 手术取消率（%）[a] | 人次数 | 手术取消率（%）[a] |
| 全国医疗机构 | 20 699 | 2.13 | 25 952 | 2.70 | 34 265 | 2.60 |
| 三级医疗机构 | 19 516 | 2.14 | 25 111 | 2.80 | 32 922 | 2.68 |
| 二级医疗机构 | 1183 | 2.03 | 841 | 1.26 | 1343 | 1.46 |

注：a 表示 2019—2021 年取消日间手术人次数占同期日间手术患者总人次数的比例。

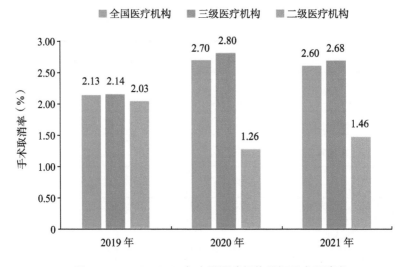

图 1-48　2019—2021 年全国医疗机构日间手术取消率

## 四、日间手术病种及医疗费用概况

2021 年纳入统计分析的医疗机构日间手术患者病例数最多的前 3 位主要诊断是老年性白内障（H25）、乳房良性肿瘤（D24）和其他视网膜疾患（H35），分别为 200 442、84 742 和 57 369 例，其次均住院费用分别为 6490.92、5356.69、5434.71 元（表 1-24）。

表 1-24　2021 年全国纳入分析的医疗机构日间手术患者主要诊断前 15 位疾病病例数及费用

| 序号 | 病例数 | 疾病诊断名称 | 次均住院费用（元） |
|:---:|---:|:---:|:---|
| 1 | 200 442 | 老年性白内障（H25） | 6490.92 |
| 2 | 84 742 | 乳房良性肿瘤（D24） | 5356.69 |
| 3 | 57 369 | 其他视网膜疾患（H35） | 5434.71 |
| 4 | 49 053 | 女性生殖道息肉（N84） | 4381.18 |
| 5 | 44 059 | 其他白内障（H26） | 6806.47 |
| 6 | 42 770 | 腹股沟疝（K40） | 6973.95 |
| 7 | 36 620 | 包皮过长、包茎和嵌顿包茎（N47） | 2124.26 |
| 8 | 28 079 | 肠的其他疾病（K63） | 4541.06 |
| 9 | 23 092 | 结膜的其他疾患（H11） | 2600.51 |
| 10 | 19 370 | 其他装置的安装和调整（Z46） | 1580.43 |
| 11 | 17 810 | 其他矫形外科的随诊医疗（Z47） | 3913.16 |
| 12 | 16 548 | 良性乳腺发育不良（N60） | 6226.57 |
| 13 | 14 746 | 医疗性流产（O04） | 2094.50 |
| 14 | 12 145 | 扁桃体和腺样体慢性疾病（J35） | 2130.00 |
| 15 | 11 384 | 鞘膜积液和精子囊肿（N43） | 5034.18 |

# 第二章

# 日间化疗医疗服务开展概况

本部分围绕全国日间化疗开展情况、服务能力、质量与安全和主要诊断疾病类型用 4 个部分进行分析。通过国家医疗质量管理与信息控制网（NCIS）调查采集了 2021 年全国 31 个[1] 省（自治区、直辖市）共 525 家医疗机构的日间化疗专业医疗质量控制指标相关数据。为了提高数据的精准度，依据高完整度、低斜杠率、关键指标无缺失等原则，共剔除不合格数据 264 家，最终纳入 261 家医疗机构的数据进行分析，占比[2] 为 49.71%，其中三级医疗机构 224 家，二级医疗机构 37 家。

2021 年各省（自治区、直辖市）开展日间化疗的医疗机构抽样调查数据中，纳入数目最多的前 3 位为浙江（51 家）、江苏（28 家）和广东（26 家）（图 2-1）。

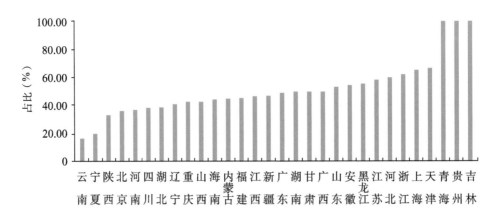

图 2-1　2021 年各省（自治区、直辖市）开展日间化疗的医疗机构抽样调查数据填报质量（占比）

---

1　调查纳入西藏自治区，但其 2021 年未填报相关数据。

2　占比为纳入医疗机构数量占填报医疗机构数量的比例。

同时，按照数据清洗的同一原则将 2019 年及 2020 年的填报数据进行重新清洗，2019 年全国抽样调查中共有 309 家医疗机构进行了数据填报，最终 104 家医疗机构纳入统计分析，占比为 33.66%；2020 年全国抽样调查中开展日间化疗的有 433 家，最终 160 家医疗机构纳入统计分析，占比为 36.95%（图 2-2）。

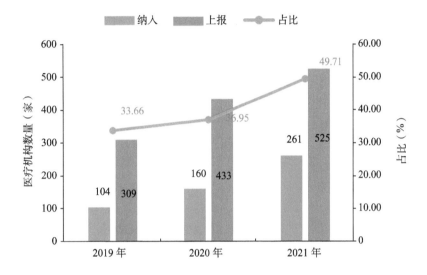

图 2-2　2019—2021 年全国开展日间化疗的医疗机构抽样调查数据填报质量

## 一、抽样调查纳入分析的医疗机构开展日间化疗概况

### （一）2021 年全国开展日间化疗的医疗机构抽样调查概况

#### 1. 开展日间化疗的医疗机构抽样调查分布情况

2021 年全国抽样调查中共有 525 家医疗机构进行数据填报。各省（自治区、直辖市）开展日间化疗的医疗机构数量均值为 18 家，中位数为 13 家，前 3 位为浙江（82 家）、广东（53 家）和江苏（48 家）（图 2-3）。各省（自治区、直辖市）日间化疗的医疗机构填报数量占比[1]均值为 1.64%，中位数为 1.13%，前 3 位为浙江（5.52%）、上海（5.40%）和北京（3.35%）（图 2-4）。

---

1　占比为各省（自治区、直辖市）填报的医疗机构数量占本省（自治区、直辖市）的医疗机构数量的比例。

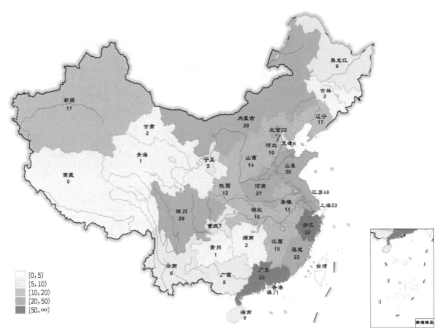

注：地图中数据不包含我国港澳台地区。

图 2-3　2021 年全国开展日间化疗的医疗机构数量抽样调查分布（家）

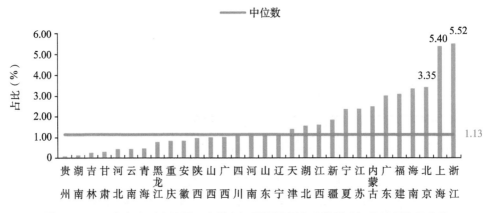

图 2-4　2021 年各省（自治区、直辖市）开展日间化疗的医疗机构填报数量占比

## 2. 开展日间化疗的医疗机构抽样调查分级别统计情况

2021 年全国共 433 家三级医疗机构进行日间化疗相关指标填报，各省（自治区、直辖市）填报占比[1]均值为 13.27%，中位数为 10.29%，前 3 位为浙江（41.67%）、上海（39.62%）和新疆（25.00%）（图 2-5）。

---

[1]　占比为各省（自治区、直辖市）填报的三级医疗机构数量占本省（自治区、直辖市）的三级医疗机构数量的比例。

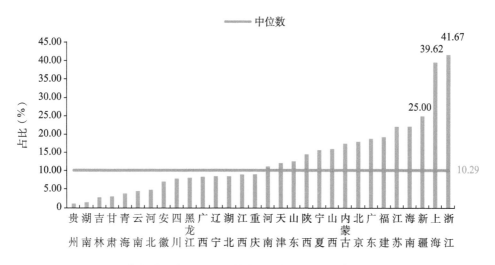

图 2-5　2021 年各省（自治区、直辖市）填报的日间化疗三级医疗机构占比

2021 年全国共 92 家二级医疗机构进行日间化疗相关指标填报，各省（自治区、直辖市）填报占比[1]均值为 1.06%，中位数为 0.67%，前 3 位为浙江（10.05%）、宁夏（2.33%）和上海（2.15%）（图 2-6）。

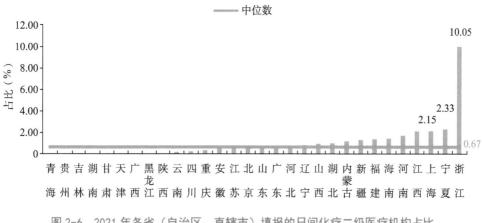

图 2-6　2021 年各省（自治区、直辖市）填报的日间化疗二级医疗机构占比

### 3. 开展日间化疗的医疗机构抽样调查分类别统计情况

2021 年全国抽样调查开展日间化疗的医疗机构（525 家）中，综合医院 448 家（85.33%），肿瘤专科医院 35 家（6.67%），其他专科医院 42 家（8.00%）（图 2-7）。

---

1　占比为各省（自治区、直辖市）填报的二级医疗机构数量占本省（自治区、直辖市）的二级医疗机构数量的比例。其中，青海、贵州、吉林、湖南、甘肃、天津、广西、黑龙江和陕西二级医疗机构数量为 0。

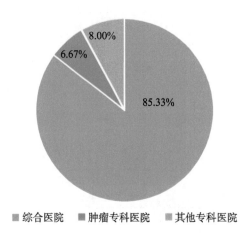

图 2-7　2021 年全国开展日间化疗的医疗机构分类别构成情况

（二）2019—2021 年全国开展日间化疗的医疗机构抽样调查概况

**1. 开展日间化疗的医疗机构抽样调查分布情况**

对 2019—2021 年抽样调查数据中开展日间化疗的医疗机构数量[1] 及其占比[2]进行统计，分别为 309 家（0.90%）、433 家（1.22%）和 525 家（1.44%），呈逐年增长趋势（图 2-8）。

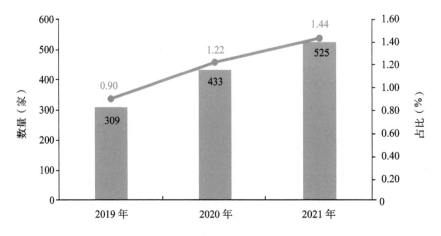

图 2-8　2019—2021 年全国开展日间化疗的医疗机构数量及其占比

---

1　全国所有医疗机构数量数据来源于 2020—2022 年的《中国卫生健康统计年鉴》。

2　开展日间化疗的医疗机构数量占比是指全国填报的日间化疗医疗机构数量占同期全国所有医疗机构数量的比例。

**2. 开展日间化疗的医疗机构抽样调查分级别统计情况**

2019—2021 年全国填报数据的不同级别日间化疗医疗机构中三级和二级医疗机构数量及其占比均呈逐年增长趋势。三级医疗机构数量和占比远高于二级医疗机构（表 2-1、图 2-9）。

表 2-1 2019—2021 年全国开展日间化疗的医疗机构数量和占比分级别统计情况

| 级别 | 2019 年 | | 2020 年 | | 2021 年 | |
|---|---|---|---|---|---|---|
| | 数量（家） | 占比（%）[a] | 数量（家） | 占比（%）[a] | 数量（家） | 占比（%）[a] |
| 全国医疗机构 | 309 | 0.90 | 433 | 1.22 | 525 | 1.44 |
| 三级医疗机构 | 258 | 9.39 | 351 | 11.72 | 433 | 13.22 |
| 二级医疗机构 | 51 | 0.53 | 82 | 0.79 | 92 | 0.85 |

注：a 表示填报数据的日间化疗医疗机构数量占全国同等级别的医疗机构数量的比例。

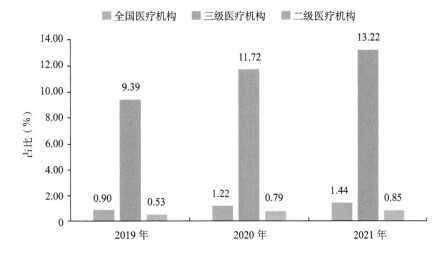

图 2-9 2019—2021 年全国开展日间化疗的医疗机构占比分级别统计情况

（三）2021 年全国建立日间化疗中心的医疗机构抽样调查概况

2021 年全国抽样调查开展日间化疗的医疗机构中有 166 家设有日间化疗中心，各省（自治区、直辖市）建立日间化疗中心的医疗机构占比[1]均值为 30.97%，中位数为 31.82%。建立日间化疗中心占比最高的为上海（56.52%）（图 2-10）。

---

1 占比为填报的开展日间化疗中心的数量占填报的医疗机构数的比例。青海省、贵州省、宁夏回族自治区和云南省日间化疗中心数为 0。

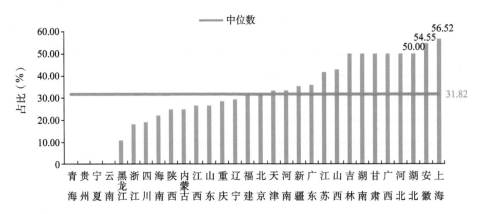

图 2-10　2021 年各省（自治区、直辖市）建立日间化疗中心的医疗机构占比

（四）2019—2021 年全国建立日间化疗中心的医疗机构对比统计概况

2019—2021 年全国抽样调查中建立日间化疗中心的医疗机构数量分别为62、145 和 166 家，占同期填报的医疗机构数量的比例分别为 20.06%、33.49%和 31.62%，其中 2020 年处于最高水平（图 2-11、图 2-12）。

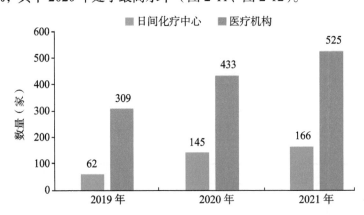

图 2-11　2019—2021 年全国建立日间化疗中心的医疗机构数量

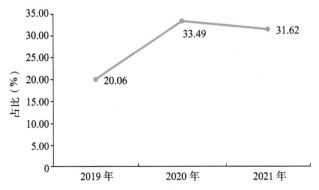

图 2-12　2019—2021 年全国建立日间化疗中心的医疗机构占比

## 二、日间化疗医疗服务能力概况

### （一）2021 年全国日间化疗患者数量统计概况

#### 1. 日间化疗患者总数量

纳入分析的日间化疗患者主要为诊断编码为 Z51.1[1] 的住院及门诊患者。统计时间段内，纳入分析的医疗机构日间化疗患者总数量为 117.66 万人次，均值为 39 220 人次，其中住院患者 71.25 万人次，门诊患者 46.41 万人次；三级医疗机构住院患者 69.10 万人次，门诊患者 45.79 万人次；二级医疗机构住院患者 2.15 万人次，门诊患者 0.61 万人次（表 2-2）。

纳入分析的日间化疗患者数量按区域统计，东部地区收治日间化疗住院患者 52.66 万人次，收治日间化疗门诊患者 30.91 万人次；中部地区收治日间化疗住院患者 9.95 万人次，收治日间化疗门诊患者 2.05 万人次；西部地区收治日间化疗住院患者 8.64 万人次，收治日间化疗门诊患者 13.45 万人次（表 2-2）。

表 2-2  2021 年全国开展日间化疗的医疗机构收治患者人次数和占比统计情况

| 类别 | 住院患者 | | 门诊患者 | |
|---|---|---|---|---|
| | 人次 | 占比（%）[a] | 人次 | 占比（%）[a] |
| 全国医疗机构 | 712 537 | 60.56 | 464 062 | 39.44 |
| 级别 | | | | |
| 三级医疗机构 | 691 020 | 60.14 | 457 923 | 39.86 |
| 二级医疗机构 | 21 517 | 77.80 | 6139 | 22.19 |
| 区域 | | | | |
| 东部地区 | 526 624 | 63.01 | 309 086 | 36.98 |
| 中部地区 | 99 480 | 82.93 | 20 465 | 17.06 |
| 西部地区 | 86 433 | 39.12 | 134 511 | 60.88 |

注：a 表示日间化疗住院患者和门诊患者占总诊疗人数的比例。

#### 2. 各省（自治区、直辖市）日间化疗患者住院人次、门诊人次占比

统计时间段内，各省（自治区、直辖市）纳入分析的开展日间化疗医疗机构日间化疗住院患者占比中位数为 91.12%，门诊患者占比中位数为 13.08%，多数医疗机构收治日间化疗住院患者占比较大（图 2-13）。

---

1  按照 ICD-10 诊断标准，诊断编码 Z51.1 指肿瘤化学治疗疗程，包括 Z51.102（恶性肿瘤术后化疗）、Z51.100x002（恶性肿瘤术前化疗）、Z51.103（恶性肿瘤维持性化疗）、Z51.100x004（恶性肿瘤终末期化疗）。

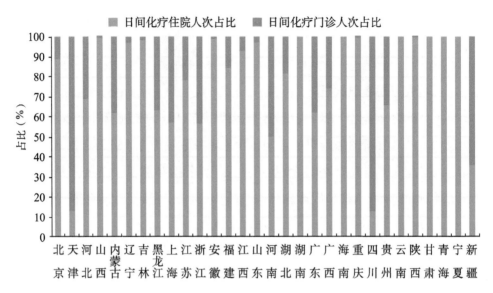

图 2-13　2021 年全国各省（自治区、直辖市）医疗机构日间化疗患者住院人次、门诊人次占比

（二）2019—2021 年全国日间化疗患者数量对比统计概况

### 1. 日间化疗患者数量

2019—2021 年全国纳入分析的医疗机构日间化疗患者数量分别为 25.00 万、66.11 万和 117.66 万人次，均值分别为 2404、4132 和 4508 人次／家（图 2-14）。

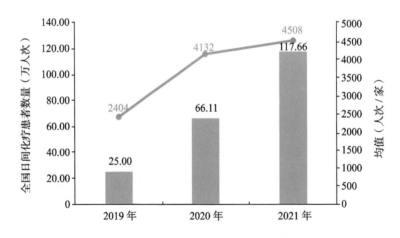

图 2-14　2019—2021 年全国纳入的医疗机构开展日间化疗情况[1]

### 2. 日间化疗患者数量分类别统计情况

2019—2021 年纳入统计分析的住院患者数分别为 25.00 万人次（100.00%）、

---

1　全国开展日间化疗情况 = 纳入分析的医疗机构日间化疗患者数量／纳入分析的医疗机构数量。

48.14 万人次（72.81%）和 71.25 万人次（60.56%）；2020 年和 2021 年收治门诊患者数分别为 17.98 万人次（27.19%）和 46.41 万人次（39.44%）（表 2-3）。

表 2-3 2019—2021 年全国纳入分析的医疗机构日间化疗患者收治情况

| 收治方式 | 2019 年 [a] | | 2020 年 | | 2021 年 | |
|---|---|---|---|---|---|---|
| | 人次数（万） | 占比（%）[b] | 人次数（万） | 占比（%）[b] | 人次数（万） | 占比（%）[b] |
| 住院患者 | 25.00 | 100.00 | 48.14 | 72.81 | 71.25 | 60.56 |
| 门诊患者 | / | / | 17.98 | 27.19 | 46.41 | 39.44 |
| 合计 | 25.00 | 100.00 | 66.11 | 100.00 | 117.66 | 100.00 |

注：a 表示 2019 年数据仅填报日间化疗患者住院人次数。
　　b 表示不同收治方式的日间化疗患者人次数占本年度日间化疗患者总人次数的比例。

### 三、日间化疗质量与安全概况

#### （一）2021 年全国日间化疗医疗质量与安全指标统计概况

#### 1. 日间化疗患者导管相关不良事件 [1]

（1）日间化疗患者导管相关不良事件统计情况

2021 年全国纳入分析的日间化疗患者导管相关不良事件总数为 381 例，其中，导管脱落、导管断裂为 80 例，每千人次导管脱落、导管断裂为 0.07 例；置管技术导致感染为 55 例，每千人次置管技术导致感染为 0.05 例；药物外渗为 246 例，每千人次药物外渗为 0.23 例（表 2-4）。

表 2-4 2021 年全国纳入分析的日间化疗患者导管相关不良事件统计情况

| 导管不良事件 | 数量（例） | 每千人次（例） |
|---|---|---|
| 导管脱落、导管断裂 | 80 | 0.07 |
| 置管技术导致感染 | 55 | 0.05 |
| 药物外渗 | 246 | 0.23 |
| 合计 | 381 | 0.35 |

2021 年纳入统计分析的医疗机构（261 家）日间化疗患者发生导管不良事件总数为 381 例，日间化疗患者每千化疗人次发生导管不良事件为 0.32 例，中位数为 0.15 例，均值为 1.12 例。每千化疗人次发生导管不良事件数量较高的前 3 位省（自治区、直辖市）为青海（15.38 例）、山西（7.28 例）、河南（2.24 例）（图 2-15）。

---

1 日间化疗导管不良事件包括发生的导管脱落、导管断裂，药物外渗，置管技术导致的感染。

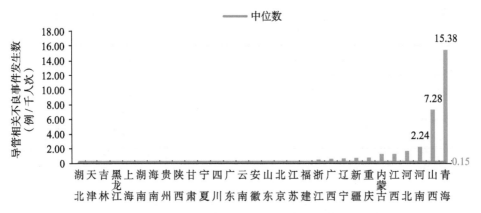

图 2-15  2021 年各省（自治区、直辖市）日间化疗患者导管相关不良事件统计情况

（2）日间化疗患者导管相关不良事件分类别统计情况

分级别统计结果显示，2021 年纳入分析的三级医疗机构中日间化疗患者导管相关不良事件总数为 325 例，每千化疗人次发生导管相关不良事件数为 0.28 例；纳入分析的二级医疗机构中日间化疗患者导管相关不良事件总数为 56 例，每千化疗人次发生导管相关不良事件数为 2.02 例（表 2-5）。

分区域统计结果显示，2021 年纳入分析的东部地区医疗机构中日间化疗患者导管相关不良事件总数为 238 例，每千化疗人次发生导管相关不良事件数为 0.28 例；纳入分析的中部地区医疗机构中日间化疗患者导管相关不良事件总数为 86 例，每千化疗人次发生导管相关不良事件数为 0.72 例；纳入分析的西部地区医疗机构中日间化疗患者导管相关不良事件总数为 57 例，每千化疗人次发生导管相关不良事件数为 0.26 例（表 2-5）。

表 2-5  2021 年全国日间化疗患者导管相关不良事件分类别统计情况

| 类别 | 导管相关不良事件例数（例） | 日间化疗患者数（人次） | 比值（例/千人次） |
| --- | --- | --- | --- |
| 全国医疗机构 | 381 | 1 176 599 | 0.32 |
| 级别 | | | |
| 三级医疗机构 | 325 | 1 148 943 | 0.28 |
| 二级医疗机构 | 56 | 27 656 | 2.02 |
| 区域 | | | |
| 东部地区 | 238 | 835 710 | 0.28 |
| 中部地区 | 86 | 119 945 | 0.72 |
| 西部地区 | 57 | 220 944 | 0.26 |

## 2. 日间化疗患者给药环节用药错误发生数

2021 年全国纳入分析的医疗机构中日间化疗患者给药环节用药错误发生总数为 32 例，每千人次给药环节用药错误发生数[1] 为 0.03 例（表 2-6）。

表 2-6 2021 年全国日间化疗患者给药环节用药错误发生数分类别统计情况

| 类别 | 给药环节用药错误发生数（例） | 日间化疗患者数（人次） | 比值（例／千人次） |
|---|---|---|---|
| 全国医疗机构 | 32 | 1 176 599 | 0.03 |
| 级别 | | | |
| 三级医疗机构 | 32 | 1 148 943 | 0.03 |
| 二级医疗机构 | 0 | 27 656 | 0.00 |
| 区域 | | | |
| 东部地区 | 7 | 835 710 | 0.01 |
| 中部地区 | 16 | 119 945 | 0.13 |
| 西部地区 | 9 | 220 944 | 0.04 |

分级别统计结果显示，纳入分析的三级医疗机构中日间化疗患者给药环节用药错误发生总数为 32 例，每千人次给药环节用药错误发生数为 0.03 例；纳入分析的二级医疗机构中日间化疗患者给药环节用药错误未有填报。

分区域统计结果显示，纳入分析的东部地区医疗机构中日间化疗患者给药环节用药错误发生总数为 7 例，每千人次给药环节用药错误发生数为 0.01 例；纳入分析的中部地区医疗机构中日间化疗患者给药环节用药错误发生总数为 16 例，每千人次给药环节用药错误发生数为 0.13 例；纳入分析的西部地区医疗机构中日间化疗患者给药环节用药错误发生总数为 9 例，每千人次给药环节用药错误发生数为 0.04 例。

## 3. 日间化疗住院患者出院后 7 日内随访完成率[2]

（1）各省（自治区、直辖市）纳入分析的医疗机构日间化疗住院患者出院后 7 日内随访完成率统计情况

2021 年纳入分析的医疗机构中（261 家）日间化疗住院患者出院后 7 日内随访完成率为 81.92%，均值为 74.92%，中位数为 94.63%，全国共有 10 个省（自治区、直辖市）达到 100.00%（图 2-16）。

---

1 每千化疗人次给药环节用药错误发生数＝用药错误发生总数／收治日间化疗的住院门诊患者总数 ×1000。

2 出院后 7 日内随访完成率＝出院后 7 日内随访人数／日间化疗住院患者人数 ×100%。

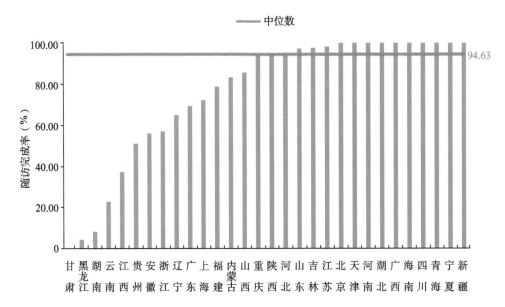

图 2-16　2021 年各省（自治区、直辖市）医疗机构日间化疗住院患者出院后 7 日内
随访完成率

（2）日间化疗住院患者出院后 7 日内随访完成率分类别统计情况

2021 年纳入分析的日间化疗住院患者出院后 7 日内随访量为 583 698 人次，随访完成率为 81.92%（表 2-7）。

表 2-7　2021 年全国日间化疗住院患者出院后 7 日内随访完成率分类别统计情况

| 类别 | 7 日内随访完成数<br>（人次） | 日间化疗住院患者数<br>（人次） | 随访完成率<br>（%） |
|---|---|---|---|
| 全国医疗机构 | 583 698 | 712 537 | 81.92 |
| 级别 | | | |
| 三级医疗机构 | 568 888 | 691 020 | 82.33 |
| 二级医疗机构 | 14 810 | 21 517 | 68.83 |
| 区域 | | | |
| 东部地区 | 442 660 | 526 624 | 84.06 |
| 中部地区 | 68 358 | 99 480 | 68.72 |
| 西部地区 | 72 680 | 86 433 | 84.09 |

分级别统计结果显示，纳入分析的三级医疗机构中日间化疗住院患者出院后 7 日内随访量为 568 888 人次，随访完成率为 82.33%；纳入分析的二级医疗机构中日间化疗住院患者出院后 7 日内随访量为 14 810 人次，随访完成率为 68.83%。

分区域统计结果显示，纳入分析的东部地区医疗机构中日间化疗住院患者出院后 7 日内随访量为 442 660 人次，随访完成率为 84.06%；纳入分析的中部地区医疗机构中日间化疗住院患者出院后 7 日内随访量为 68 358 人次，随访完成率为 68.72%；纳入分析的西部地区医疗机构中日间化疗住院患者出院后 7 日内随访量为 72 680 人次，随访完成率为 84.09%。

（二）2019—2021 年全国日间化疗医疗质量与安全指标对比统计概况

### 1. 日间化疗患者导管相关不良事件

（1）日间化疗患者导管相关不良事件统计情况

2019—2021 年全国纳入分析的日间化疗机构每千人次导管不良事件发生数分别为 0.60、0.36、0.32 例，呈逐年下降趋势（图 2-17）。

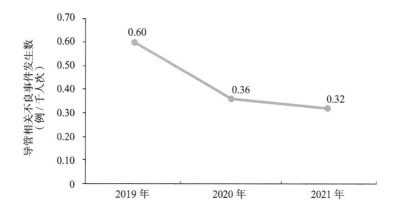

图 2-17　2019—2021 年全国日间化疗患者导管相关不良事件统计情况

（2）日间化疗患者导管相关不良事件分级别统计情况

2019—2021 年全国纳入分析的日间化疗患者导管相关不良事件发生总数分别为 150、240 和 381 例，每千人次导管相关不良事件发生数为 0.60、0.36 和 0.32 例；三级医疗机构中导管相关不良事件发生总数分别为 141、174 和 325 例，每千人次导管相关不良事件发生数分别为 0.57、0.27 和 0.28 例；二级医疗机构中导管相关不良事件发生总数分别为 9、66 和 56 例，每千人次导管相关不良事件发生数分别为 2.48、6.94 和 2.02 例（表 2-8、图 2-18）。

表 2-8　2019—2021 年日间化疗患者导管相关不良事件分级别统计情况

| 级别 | 2019 年 | | 2020 年 | | 2021 年 | |
|---|---|---|---|---|---|---|
| | 导管相关不良事件总数（例） | 每千人次发生数（例） | 导管相关不良事件总数（例） | 每千人次发生数（例） | 导管相关不良事件总数（例） | 每千人次发生数（例） |
| 全国医疗机构 | 150 | 0.60 | 240 | 0.36 | 381 | 0.32 |
| 三级医疗机构 | 141 | 0.57 | 174 | 0.27 | 325 | 0.28 |
| 二级医疗机构 | 9 | 2.48 | 66 | 6.94 | 56 | 2.02 |

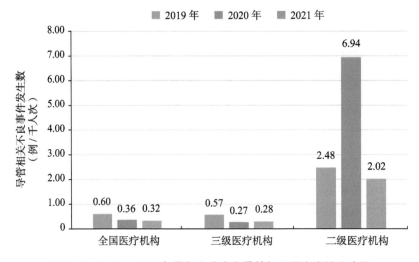

图 2-18　2019—2021 年日间化疗患者导管相关不良事件发生数

**2. 日间化疗患者给药环节用药错误发生数**

（1）日间化疗患者给药环节用药错误发生数统计情况

2019—2021 年纳入分析的医疗机构日间化疗患者每千人次给药环节用药错误发生数分别为 0.14、0.04 和 0.03 例，呈逐年下降趋势（图 2-19）。

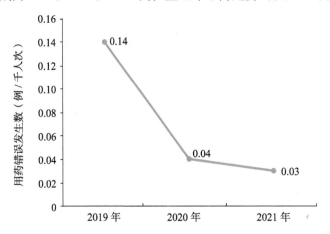

图 2-19　2019—2021 年纳入分析的医疗机构日间化疗患者给药环节用药错误情况

（2）日间化疗患者给药环节用药错误发生数分级别统计情况

2019—2021 年纳入分析的医疗机构中日间化疗患者给药环节用药错误发生总数分别为 35、26 和 32 例，每千人次给药环节用药错误发生数为 0.14、0.04 和 0.03 例；三级医疗机构中日间化疗患者给药环节用药错误发生总数分别为 34、24 和 32 例，每千人次给药环节用药错误发生数分别为 0.14、0.04 和 0.03 例；二级医疗机构中日间化疗患者给药环节用药错误发生总数分别为 1、2 和 0 例，每千人次给药环节用药错误发生数分别为 0.28、0.21 和 0 例（表 2-9、图 2-20）。

表 2-9　2019—2021 年日间化疗患者给药环节用药错误发生数分级别统计情况

| 级别 | 2019 年 | | 2020 年 | | 2021 年 | |
|---|---|---|---|---|---|---|
| | 用药错误总数（例） | 每千人次发生数（例） | 用药错误总数（例） | 每千人次发生数（例） | 用药错误总数（例） | 每千人次发生数（例） |
| 全国医疗机构 | 35 | 0.14 | 26 | 0.04 | 32 | 0.03 |
| 三级医疗机构 | 34 | 0.14 | 24 | 0.04 | 32 | 0.03 |
| 二级医疗机构 | 1 | 0.28 | 2 | 0.21 | 0 | 0 |

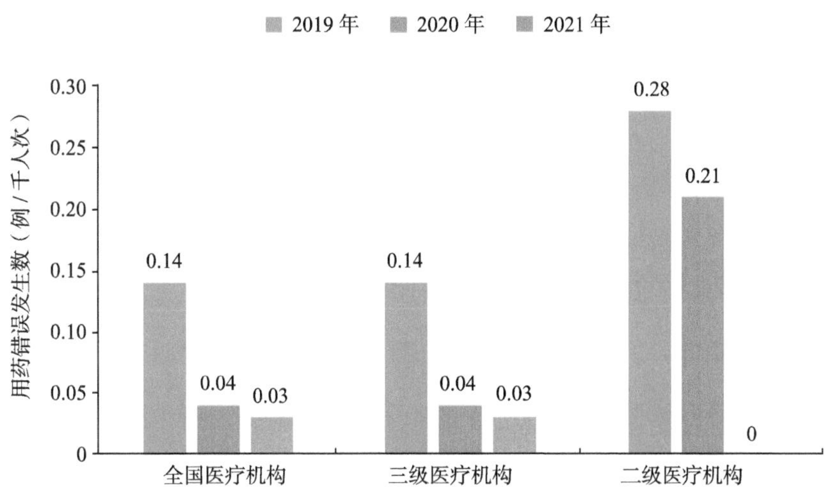

图 2-20　2019—2021 年日间化疗患者给药环节用药错误发生数

### 3. 日间化疗住院患者出院后 7 日内随访完成率

（1）日间化疗住院患者出院后 7 日内随访完成率统计情况

2019—2021 年全国纳入分析的日间化疗住院患者出院后 7 日内随访完成率分别为 78.24%、83.80%、81.92%，随访完成率总体较为稳定（图 2-21）。

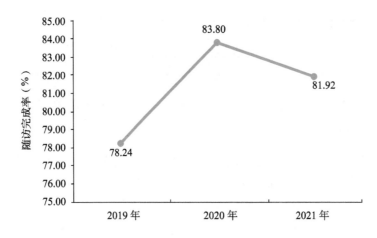

图 2-21　2019—2021 年全国日间化疗住院患者出院后 7 日内随访完成率

（2）日间化疗住院患者出院后 7 日内随访完成率分级别统计情况

2019—2021 年纳入分析的日间化疗住院患者出院后 7 日内随访总数分别为 195 607、403 407 和 583 698 人次，随访完成率分别为 78.24%、83.80% 和 81.92%；三级医疗机构中日间化疗住院患者出院后 7 日内随访数量分别为 191 979、395 475 和 568 888 人次，随访完成率分别为 77.91%、83.57% 和 82.33%；二级医疗机构中日间化疗住院患者出院后 7 日内随访数量分别为 3628、7932 和 14 810 人次，随访完成率分别为 99.91%、97.35% 和 68.83%（表 2-10、图 2-22）。

表 2-10　2019—2021 年日间化疗住院患者出院后 7 日内随访完成率分级别统计情况

| 级别 | 2019 年 | | 2020 年 | | 2021 年 | |
|---|---|---|---|---|---|---|
| | 随访数量<br>（人次） | 随访完成率<br>（%） | 随访数量<br>（人次） | 随访完成率<br>（%） | 随访数量<br>（人次） | 随访完成率<br>（%） |
| 全国医疗机构 | 195 607 | 78.24 | 403 407 | 83.80 | 583 698 | 81.92 |
| 三级医疗机构 | 191 979 | 77.91 | 395 475 | 83.57 | 568 888 | 82.33 |
| 二级医疗机构 | 3628 | 99.91 | 7932 | 97.35 | 14 810 | 68.83 |

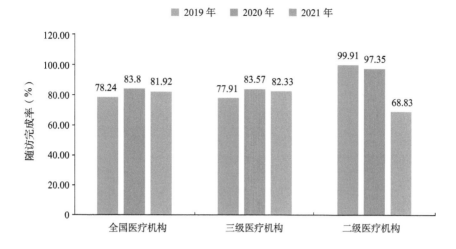

图 2-22　2019—2021 年日间化疗住院患者出院后 7 日内随访完成率

## 四、日间化疗主要诊断疾病类型

（一）日间化疗住院患者主要诊断疾病类型（前 15 位）

2021 年全国纳入分析的医疗机构收治的日间住院化疗患者主要诊断前 3 位疾病是乳房恶性肿瘤（C50）、支气管或肺恶性肿瘤（C34）和结肠恶性肿瘤（C18），次均治疗费用分别为 4331.87、5316.36 和 4715.43 元（表 2-11）。

表 2-11　2021 年全国日间化疗住院患者主要诊断前 15 位疾病患者数量及次均费用

| 序号 | 患者数量（例） | 疾病诊断名称 | 次均费用（元） |
|---|---|---|---|
| 1 | 118 586 | 乳房恶性肿瘤（C50） | 4331.87 |
| 2 | 89 483 | 支气管或肺恶性肿瘤（C34） | 5316.36 |
| 3 | 49 762 | 结肠恶性肿瘤（C18） | 4715.43 |
| 4 | 38 535 | 胃恶性肿瘤（C16） | 3680.35 |
| 5 | 30 934 | 直肠恶性肿瘤（C20） | 4541.15 |
| 6 | 21 725 | 多发性骨髓瘤和恶性浆细胞肿瘤（C90） | 3367.97 |
| 7 | 17 150 | 淋巴样白血病（C91） | 2017.23 |
| 8 | 14 491 | 胰恶性肿瘤（C25） | 3190.78 |
| 9 | 12 069 | 宫颈恶性肿瘤 C53） | 4365.49 |
| 10 | 9230 | 食管恶性肿瘤（C15） | 3924.72 |
| 11 | 9153 | 卵巢恶性肿瘤（C56） | 4293.47 |
| 12 | 7777 | 肺部继发性恶性肿瘤（C78） | 6060.87 |
| 13 | 7275 | 鼻咽恶性肿瘤（C11） | 3330.45 |
| 14 | 7745 | 输卵管恶性肿瘤（C57） | 6646.96 |
| 15 | 5247 | 肝恶性肿瘤（C22） | 3080.80 |

（二）日间化疗门诊患者主要诊断疾病类型（前 15 位）

2021 年全国纳入分析的医疗机构收治的日间化疗门诊患者主要诊断前 3 位疾病是乳房恶性肿瘤（C50）、支气管或肺恶性肿瘤（C34）和结肠恶性肿瘤（C18），次均费用分别为 2536.60、3725.32 和 2247.60 元（表 2-12）。

表 2-12　2021 年全国日间化疗门诊患者主要诊断前 15 位疾病患者数量及次均费用

| 序号 | 患者数量（例） | 疾病诊断名称 | 次均费用（元） |
|---|---|---|---|
| 1 | 67 530 | 乳房恶性肿瘤（C50） | 2536.60 |
| 2 | 25 657 | 支气管或肺恶性肿瘤（C34） | 3725.32 |
| 3 | 21 249 | 结肠恶性肿瘤（C18） | 2247.60 |
| 4 | 14 059 | 胃恶性肿瘤（C16） | 1854.87 |
| 5 | 11 762 | 直肠恶性肿瘤（C20） | 2266.96 |
| 6 | 8785 | 肝恶性肿瘤（C22） | 2357.18 |
| 7 | 7045 | 食管恶性肿瘤（C15） | 2315.41 |
| 8 | 5671 | 宫颈恶性肿瘤（C53） | 2040.24 |
| 9 | 5423 | 卵巢恶性肿瘤（C56） | 2819.77 |
| 10 | 4844 | 膀胱恶性肿瘤（C67） | 818.90 |
| 11 | 4299 | 未特指的胰恶性肿瘤（C25） | 2312.84 |
| 12 | 3489 | 鼻咽恶性肿瘤（C11） | 1552.88 |
| 13 | 3030 | 肺恶性肿瘤史（Z85） | 663.42 |
| 14 | 2545 | 急性淋巴细胞白血病（C91） | 2084.17 |
| 15 | 1163 | 前列腺恶性肿瘤（C61） | 1635.52 |

通过疾病种类对比可知，日间化疗门诊与住院患者患病类型相近，但血液肿瘤患者多通过住院治疗；总体上门诊化疗患者次均治疗费用少于住院患者。

# 第三章
# 问题及下一步工作建议

目前，随着《国务院办公厅关于推动公立医院高质量发展指导意见》《公立医院高质量发展促进行动（2021—2025年）》等文件的出台，加速推动了日间医疗的发展，同时《医疗机构日间医疗质量管理暂行规定》（简称《规定》）的出台，给医疗机构提出了日间医疗管理更高的要求，必将推动日间医疗的快速高效和规范化发展。因此，做好全国日间医疗的质量与安全评价工作是医疗质量持续改进的一项亟需任务，而其评价工作的基础是基于全国医疗机构开展日间医疗服务的大数据。通过2019—2021年的数据填报和分析情况总结存在的问题和建议如下。

一、数据填报质量有待提高，各省（自治区、直辖市）应加强对数据填报质量的要求

数据填报质量是做好日间医疗质量评价的基础，需多部门共同努力来提高数据的填报质量，以便实现全国医疗机构数据的互联互通。一要科学研究制定数据集，减少填报误差，实现填报数据的一致性；二要依据日间医疗质量管理规定的相关要求进一步修订和完善日间医疗质控指标内容和结构；三要在年度指标收集前应做好指标解读，减少数据填报误差；四要重视对部分哨点单位的数据上报要求，获得有效精准数据，便于保障数据分析的真实性和科学性；五要进一步完善数据填报指标的逻辑关系，减少逻辑错误。

二、基于SPO理论完善报告中各级指标结构，提高循证医学证据质量

评价体系的构建要遵循科学、真实的原则。一要根据实践研究进一步加强结构指标、过程指标和结果指标的修订，通过结果指标判断结构和过程指标的合理性；

二要指标的获取要尽量依托于医疗机构的各级各类信息平台，以求数据来源的可追溯性；三要明确每一个指标分析的结果及意义，分层补充、修订已构建指标结构。

### 三、根据日间医疗定义的内涵，做好规范化管理

《规定》中明确了日间医疗的定义是指医疗机构在保障医疗质量安全前提下，为患者提供 24 小时内完成住院全流程诊疗服务的医疗服务模式。定义中两个核心的因素：24 小时和住院服务，以此明确日间医疗定义的时间，消除了医疗界和学术界对日间医疗定义的分歧，便于数据的收集和统计及后续改进工作的开展，统一了同质化的日间管理与评价。为了保障日间医疗的高效开展，医疗机构应调整和完善服务流程，配备满足日间医疗所需要的医疗资源，借助信息化服务平台，加强预约成功率，减少取消率，降低患者入院后等待时间，根据评估情况实现 24 小时内完成日间医疗服务，真正实现提质增效的目的。

### 四、完善日间医疗管理体系

#### （一）合理配备满足日间医疗所需要的医疗资源并做好统计

目前，我国日间医疗的运行模式有集中和分散式运行，对于分散运行中日间医疗服务资源的配置（包括日间手术室、麻醉复苏室、医疗床位、设备设施及医务人员等）和服务情况缺少统计，影响抽样调查数据的准确性，导致对日间医疗服务的综合评价及持续改进缺少数据支撑。

#### （二）加强日间医疗服务质量院、科两级责任制管理

抽样调查数据统计结果显示部分医疗机构开展日间医疗病种和专业的离散度较高，缺少病种的弹性管理机制。医疗机构应当加强本机构日间医疗病种和技术管理，遵循科学、安全、规范的原则，制定本机构日间医疗病种及技术目录并实行动态管理。同时，探索部分日间医疗的单病种管理，保障日间医疗的质量安全，促进日间医疗的有序开展。

#### （三）规范日间医疗管理流程

目前医疗机构中日间医疗的管理模式存在多种共存的情况，由于管理流程分散，一家医疗机构日间医疗服务存在多个部门共同管理的情况，同一种类型的数据入口标准不统一、数据管理要求不统一、统计标准要求不统一，不同的部门负

责不同环节的维护，这些情况都会影响临床大数据的精准性和完整性。因此，医疗机构应当明确日间医疗患者在住院前、住院期间、出院后等各个环节的诊疗内容，在住院前完成患者遴选、诊疗方案制定、预约与院前宣教等；住院期间完成手术/治疗前再评估、手术/治疗措施实施、出院前评估与宣教等；出院后及时对患者进行随访，并为患者提供预约复诊途径。并由医疗机构医务部门统筹管理，实现统一入口、统一过程，确保数据的完善，便于后期同行评价和改进。

（四）加强日间医疗管理相关制度建设

应基于日间医疗的服务模式和服务特点，围绕日间医疗质量、安全、服务体验等，从组织与运行管理、质量控制、监督管理等方面对日间医疗质量管理制度进行完善，包括病种遴选制度、科室和医师授权管理制度、患者评估制度、患者随访制度、质量监测与评估制度、应急管理制度、信息安全与信息公开制度、培训制度等。

（五）拓展延续性医疗服务流程和措施

随访工作在保障日间医疗质量安全中至关重要。2019—2021年的数据统计结果显示随访完成率有逐步提高的趋势，但尚未达到100%。医疗机构应当加强日间医疗患者随访管理，根据不同病种特点及诊疗规律，明确随访时间、频次、内容和形式等，安排专门的医务人员进行随访并准确记录，为有需要的患者提供出院后连续、安全的延伸性医疗服务；随访记录应当纳入患者病案或单独建册保存；根据《规定》相关要求，日间手术患者应当在出院后24小时内完成首次随访。另外，并非所有日间手术/化疗患者出院都能达到康复标准，也不代表本次医疗过程的圆满完成，还需要家庭和社区提供医疗照护。拓展延续性医疗服务流程可使患者术前检查在日间手术医师的指导下在社区卫生服务中心或就近医疗机构完成，并通过互联网实现信息共享，减少手术前门诊检查等待时间。实现医院与社区连续性的无缝化衔接医疗护理服务是日间手术最为完美的模式。在医改背景下，医疗机构可以通过区域合作共建、医联体建设、单病种式分级诊疗模式等有效措施，辅以医保政策引导，使优质医疗资源下沉，分流低风险患者至二级医院或当地医院，实现不同级别不同地区医疗机构的医疗资源得到最充分的利用，使患者在二级医院或当地医院完成常规治疗和康复，实现患者院外分流，这既能符合医改分级诊疗的最终要求和趋势，又能满足日间医疗患者对连续性医疗服务的需求，更好地解决患者的后顾之忧、保障医疗安全。

### 五、借力信息化建设，助力日间医疗发展

各医疗机构应加强信息化建设。日间医疗的患者流转速度快，工作人员工作负荷大，通过信息系统优化服务流程，提高工作效率，构建日间医疗的全流程信息化管理，实现日间医疗患者从入院前的预约、入院后的麻醉评估到出院后随访的医疗全流程标准化、规范化管理，实现全国数据的互联互通，助力日间医疗的高质量发展。

### 六、健全日间医疗质量安全评价体系

优化的医疗流程和严格的质量安全评价体系对于日间医疗的质量改进极其重要，需要采用科学的质量管理工具对日间医疗活动实施动态监控和改进，根据国家发布的《规定》不断研究探索日间医疗质量安全评价体系建设，研究制定和不断更新日间医疗质量评价指标，并对相关数据进行采集与连续性分析，便于同行评价；有利于促进日间医疗安全、有序、高质量发展。

### 七、研究制定日间病历书写共识，加强日间医疗病案管理

基于日间医疗的服务内涵，根据《规定》要求和工作实践，一是要完善日间医疗病历的书写内容，涵盖日间医疗服务的各环节，便于记录和追溯日间医疗服务全过程的信息，有利于日间医疗质量的安全管理。二是病案首页中增加是否是日间医疗病历的标识功能，便于区分间医疗病案，方便分类统计日间医疗的病案数量和医疗操作等信息。三是要优化日间医疗的病历书写内容，制定匹配日间医疗发展特点的病历书写模板，一方面可降低医务人员的病历书写压力，提高日间医疗服务的效率；另一方面还可以保障日间病历的有效性。

# 附录

## 附录1　全国医疗机构日间手术患者主要诊断疾病谱

| 序号 | 疾病诊断编码 | 疾病诊断名称 | 病种（例） |
|:---:|:---:|:---:|:---:|
| 1 | H25 | 老年性白内障 | 328 265.00 |
| 2 | D24 | 乳房良性肿瘤 | 129 718.00 |
| 3 | H35 | 其他视网膜疾患 | 92 171.00 |
| 4 | N84 | 女性生殖道息肉 | 73 480.00 |
| 5 | N47 | 包皮过长、包茎和嵌顿包茎 | 68 766.00 |
| 6 | H26 | 其他白内障 | 64 916.00 |
| 7 | K40 | 腹股沟疝 | 60 270.00 |
| 8 | H11 | 结膜的其他疾患 | 40 767.00 |
| 9 | K63 | 肠的其他疾病 | 40 444.00 |
| 10 | Z46 | 其他装置的安装和调整 | 37 090.00 |
| 11 | O04 | 医疗性流产 | 35 817.00 |
| 12 | N60 | 良性乳腺发育不良 | 32 960.00 |
| 13 | Z47 | 其他矫形外科的随诊医疗 | 27 862.00 |
| 14 | Z43 | 对人工造口的维护 | 19 956.00 |
| 15 | K80 | 胆石症 | 19 158.00 |
| 16 | J35 | 扁桃体和腺样体慢性疾病 | 18 358.00 |
| 17 | K31 | 胃和十二指肠的其他疾病 | 15 053.00 |
| 18 | N85 | 子宫其他非炎性疾患，除外宫颈 | 14 672.00 |
| 19 | N43 | 鞘膜积液和精子囊肿 | 14 366.00 |
| 20 | N20 | 肾和输尿管结石 | 13 121.00 |
| 21 | H52 | 屈光和调节疾患 | 12 981.00 |
| 22 | J38 | 声带和喉疾病，不可归类在他处者 | 12 857.00 |
| 23 | R22 | 皮肤和皮下组织的局部肿胀、肿物和肿块 | 11 848.00 |
| 24 | E11 | 非胰岛素依赖型糖尿病 | 11 280.00 |

（续表）

| 序号 | 疾病诊断编码 | 疾病诊断名称 | 病种（例） |
|---|---|---|---|
| 25 | D12 | 结肠、直肠、肛门和肛管良性肿瘤 | 11 021.00 |
| 26 | H34 | 视网膜血管阻塞 | 10 566.00 |
| 27 | I84 | 痔 | 10 405.00 |
| 28 | H50 | 其他斜视 | 10 396.00 |
| 29 | N87 | 宫颈发育不良 | 10 362.00 |
| 30 | I25 | 慢性缺血性心脏病 | 8462.00 |
| 31 | H02 | 眼睑的其他疾患 | 8118.00 |
| 32 | N13 | 梗阻性和反流性尿路病 | 7867.00 |
| 33 | N93 | 其他异常的子宫和阴道出血 | 7792.00 |
| 34 | L72 | 皮肤和皮下组织毛囊囊肿 | 7702.00 |
| 35 | N63 | 未特指的乳房肿块 | 6947.00 |
| 36 | I83 | 下肢静脉曲张 | 6768.00 |
| 37 | K62 | 肛门和直肠的其他疾病 | 6700.00 |
| 38 | Z41 | 非以改善健康状况为目的的操作 | 6590.00 |
| 39 | D17 | 良性脂肪瘤样肿瘤 | 6507.00 |
| 40 | Z51 | 其他医疗照顾 | 6395.00 |
| 41 | H33 | 视网膜脱离和断裂 | 6075.00 |
| 42 | D06 | 宫颈原位癌 | 5685.00 |
| 43 | N18 | 慢性肾病 | 5470.00 |
| 44 | N97 | 女性不孕症 | 5445.00 |
| 45 | Z64 | 与某些心理社会情况有关的问题 | 5396.00 |
| 46 | H40 | 青光眼 | 5246.00 |
| 47 | M65 | 滑膜炎和腱鞘炎 | 5093.00 |
| 48 | H43 | 玻璃体疾患 | 5053.00 |
| 49 | Z48 | 其他手术的随诊医疗 | 4974.00 |
| 50 | K01 | 埋伏牙和阻生牙 | 4854.00 |
| 51 | E04 | 其他非毒性甲状腺肿 | 4453.00 |
| 52 | I20 | 心绞痛 | 4296.00 |
| 53 | D25 | 子宫平滑肌瘤 | 4292.00 |
| 54 | R04 | 呼吸道出血 | 3841.00 |
| 55 | D23 | 皮肤其他良性肿瘤 | 3791.00 |
| 56 | Z31 | 生育问题 | 3657.00 |
| 57 | O70 | 分娩时会阴裂伤 | 3604.00 |
| 58 | N48 | 阴茎的其他疾患 | 3590.00 |
| 59 | O02 | 受孕的其他异常产物 | 3542.00 |
| 60 | Z45 | 植入装置的调整和管理 | 3351.00 |
| 61 | H00 | 睑腺炎和睑板腺囊肿 | 3198.00 |
| 62 | M67 | 滑膜和肌腱的其他疾患 | 3128.00 |

（续表）

| 序号 | 疾病诊断编码 | 疾病诊断名称 | 病种（例） |
|---|---|---|---|
| 63 | D48 | 其他和未特指部位的动态未定或动态未知的肿瘤 | 3068.00 |
| 64 | E14 | 未特指的糖尿病 | 3046.00 |
| 65 | O03 | 自然流产 | 2969.00 |
| 66 | M23 | 膝关节内紊乱 | 2891.00 |
| 67 | G47 | 睡眠障碍 | 2775.00 |
| 68 | Z30 | 避孕问题 | 2738.00 |
| 69 | C73 | 甲状腺恶性肿瘤 | 2734.00 |
| 70 | N64 | 乳房的其他疾患 | 2613.00 |
| 71 | H28 | 其他内分泌、营养和代谢疾病引起的白内障 | 2468.00 |
| 72 | O08 | 流产、异位妊娠和葡萄胎妊娠后的并发症 | 2415.00 |
| 73 | D26 | 子宫其他良性肿瘤 | 2333.00 |
| 74 | O80 | 单胎顺产 | 2295.00 |
| 75 | S01 | 头部开放性伤口 | 2281.00 |
| 76 | H04 | 泪器系疾患 | 2138.00 |
| 77 | Z12 | 肿瘤的特殊筛查 | 2095.00 |
| 78 | E88 | 其他代谢紊乱 | 2085.00 |
| 79 | D18 | 血管瘤和淋巴管瘤，任何部位 | 2023.00 |
| 80 | K35 | 急性阑尾炎 | 2011.00 |
| 81 | N28 | 肾和输尿管的其他疾患，不可归类在他处者 | 1907.00 |
| 82 | I24 | 其他急性缺血性心脏病 | 1856.00 |
| 83 | I70 | 动脉粥样硬化 | 1762.00 |
| 84 | Z98 | 其他手术后状态 | 1693.00 |
| 85 | H31 | 脉络膜的其他疾患 | 1670.00 |
| 86 | Q38 | 舌、口和咽的其他先天性畸形 | 1661.00 |
| 87 | H01 | 眼睑的其他炎症 | 1523.00 |
| 88 | I97 | 循环系统的操作后疾患，不可归类在他处者 | 1501.00 |
| 89 | K02 | 龋（牙） | 1460.00 |
| 90 | K09 | 口区囊肿，不可归类在他处者 | 1455.00 |
| 91 | Z32 | 妊娠检查和检验 | 1440.00 |
| 92 | K52 | 其他非感染性胃肠炎和结肠贺 | 1415.00 |
| 93 | K60 | 肛门及直肠区的裂和瘘 | 1406.00 |
| 94 | K61 | 肛门和直肠区脓肿 | 1385.00 |
| 95 | H16 | 角膜炎 | 1277.00 |
| 96 | D22 | 黑素细胞痣 | 1274.00 |
| 97 | O26 | 主要与妊娠有关的其他情况给予的孕产妇医疗 | 1197.00 |
| 98 | I86 | 其他部位的静脉曲张 | 1183.00 |
| 99 | D05 | 乳房原位癌 | 1179.00 |
| 100 | Q10 | 眼睑、泪器和眼眶先天性畸形 | 1175.00 |

（续表）

| 序号 | 疾病诊断编码 | 疾病诊断名称 | 病种（例） |
|---|---|---|---|
| 101 | T14 | 身体未特指部位的损伤 | 1155.00 |
| 102 | M51 | 其他椎间盘疾患 | 1106.00 |
| 103 | K82 | 胆囊的其他疾病 | 1101.00 |
| 104 | K25 | 胃溃疡 | 1049.00 |
| 105 | D36 | 其他和未特指部位的良性肿瘤 | 1045.00 |
| 106 | N62 | 乳房肥大 | 1044.00 |
| 107 | L75 | 顶（浆分）泌汗腺疾患 | 1036.00 |
| 108 | E07 | 甲状腺的其他疾患 | 1035.00 |
| 109 | O07 | 企图流产失败 | 1019.00 |
| 110 | C16 | 胃恶性肿瘤 | 1016.00 |
| 111 | O00 | 异位妊娠 | 986.00 |
| 112 | Z09 | 除恶性肿瘤外，为其他情况治疗后的随诊检查 | 986.00 |
| 113 | N73 | 其他女性盆腔炎性疾病 | 972.00 |
| 114 | S00 | 头部浅表损伤 | 964.00 |
| 115 | S32 | 腰椎和骨盆骨折 | 961.00 |
| 116 | R93 | 其他身体结构诊断性影像检查的异常所见 | 961.00 |
| 117 | K00 | 口腔、涎腺和颌疾病 | 935.00 |
| 118 | L03 | 蜂窝织炎 | 925.00 |
| 119 | M80 | 骨质疏松伴有病理性骨折 | 907.00 |
| 120 | I47 | 阵发性心动过速 | 885.00 |
| 121 | D21 | 结缔组织和其他软组织的其他良性肿瘤 | 872.00 |
| 122 | Q55 | 男性生殖器官的其他先天性畸形 | 866.00 |
| 123 | O42 | 胎膜早破 | 854.00 |
| 124 | O06 | 未特指的流产 | 845.00 |
| 125 | N88 | 宫颈其他非炎性疾患 | 823.00 |
| 126 | K04 | 牙髓和根尖周组织疾病 | 808.00 |
| 127 | T83 | 泌尿生殖系假体装置、植入物和移植物的并发症 | 783.00 |
| 128 | C50 | 乳房恶性肿瘤 | 775.00 |
| 129 | Z96 | 具有其他功能性植入物 | 701.00 |
| 130 | N71 | 子宫炎性疾病，除外宫颈 | 690.00 |
| 131 | M17 | 膝关节病 | 688.00 |
| 132 | S62 | 在腕和手水平的骨折 | 678.00 |
| 133 | D16 | 骨和关节软骨良性肿瘤 | 672.00 |
| 134 | N70 | 输卵管炎和卵巢炎 | 650.00 |
| 135 | S22 | 肋骨、胸骨和胸部脊柱骨折 | 649.00 |
| 136 | J33 | 鼻息肉 | 626.00 |
| 137 | O82 | 经剖宫产术的单胎分娩 | 612.00 |
| 138 | Q53 | 睾丸未降 | 595.00 |

（续表）

| 序号 | 疾病诊断编码 | 疾病诊断名称 | 病种（例） |
|---|---|---|---|
| 139 | H44 | 眼球疾患 | 592.00 |
| 140 | C67 | 膀胱恶性肿瘤 | 592.00 |
| 141 | P83 | 特发于胎儿和新生儿体被的其他情况 | 582.00 |
| 142 | D13 | 消化系统其他和不明确部位的良性肿瘤 | 565.00 |
| 143 | K29 | 胃炎和十二指肠炎 | 565.00 |
| 144 | Q82 | 皮肤的其他先天性畸形 | 559.00 |
| 145 | S42 | 肩和上臂骨折 | 555.00 |
| 146 | J32 | 慢性鼻窦炎 | 551.00 |
| 147 | Y65 | 在手术和医疗中的其他意外事故 | 547.00 |
| 148 | P96 | 起源于围生期的其他情况 | 538.00 |
| 149 | Z08 | 恶性肿瘤治疗后的随诊检查 | 528.00 |
| 150 | N90 | 外阴和会阴的其他非炎性疾患 | 528.00 |
| 151 | N83 | 卵巢、输卵管和阔韧带的非炎性疾患 | 506.00 |
| 152 | N80 | 子宫内膜异位症 | 500.00 |
| 153 | S02 | 颅骨和面骨骨折 | 491.00 |
| 154 | D44 | 内分泌腺动态未定或动态未知的肿瘤 | 488.00 |
| 155 | Q69 | 多指（趾）畸形 | 478.00 |
| 156 | R61 | 多汗症 | 462.00 |
| 157 | N02 | 复发性和持续性血尿 | 454.00 |
| 158 | K81 | 胆囊炎 | 453.00 |
| 159 | Q18 | 面和颈部的其他先天性畸形 | 447.00 |
| 160 | G56 | 上肢单神经病 | 445.00 |
| 161 | T18 | 消化道内异物 | 442.00 |
| 162 | T85 | 其他内部假体装置、植入物和移植物的并发症 | 436.00 |
| 163 | N21 | 下泌尿道结石 | 423.00 |
| 164 | D07 | 生殖器官其他和未特指的原位癌 | 420.00 |
| 165 | K07 | 牙面畸形（包括错颌） | 416.00 |
| 166 | H36 | 糖尿病视网膜病 | 415.00 |
| 167 | Q17 | 耳的其他先天性畸形 | 408.00 |
| 168 | C91 | 淋巴样白血病 | 385.00 |
| 169 | C54 | 子宫体恶性肿瘤 | 384.00 |
| 170 | O34 | 为已知或可疑盆腔器官异常给予的孕产妇医疗 | 376.00 |
| 171 | D30 | 泌尿器官良性肿瘤 | 371.00 |
| 172 | N61 | 乳房炎性疾患 | 356.00 |
| 173 | K13 | 唇及口腔黏膜的其他疾病 | 351.00 |
| 174 | Z40 | 预防性手术 | 351.00 |
| 175 | N39 | 泌尿系统的其他疾病 | 344.00 |
| 176 | H66 | 化脓性和未特指的中耳炎 | 342.00 |

（续表）

| 序号 | 疾病诊断编码 | 疾病诊断名称 | 病种（例） |
|---|---|---|---|
| 177 | O05 | 其他流产 | 337.00 |
| 178 | I61 | 脑内出血 | 336.00 |
| 179 | Z01 | 无主诉或诊断报告的人接受的其他特殊检查和调查 | 334.00 |
| 180 | H05 | 眼眶疾患 | 327.00 |
| 181 | H61 | 外耳的其他疾患 | 323.00 |
| 182 | I21 | 急性心肌梗死 | 318.00 |
| 183 | D09 | 其他和未特指部位的原位癌 | 318.00 |
| 184 | C34 | 支气管和肺恶性肿瘤 | 318.00 |
| 185 | O69 | 产程和分娩并发脐带并发症 | 316.00 |
| 186 | H20 | 虹膜睫状体炎 | 308.00 |
| 187 | N42 | 前列腺的其他疾患 | 301.00 |
| 188 | Z49 | 涉及透析的医疗 | 300.00 |
| 189 | H65 | 中耳和乳突疾病 | 296.00 |
| 190 | Z97 | 具有其他装置 | 292.00 |
| 191 | C22 | 肝和肝内胆管恶性肿瘤 | 289.00 |
| 192 | D11 | 大涎腺良性肿瘤 | 287.00 |
| 193 | N35 | 尿道狭窄 | 286.00 |
| 194 | J34 | 鼻和鼻窦的其他疾患 | 284.00 |
| 195 | S83 | 膝关节和韧带脱位、扭伤和劳损 | 276.00 |
| 196 | N19 | 未特指的肾衰竭 | 275.00 |
| 197 | T82 | 心脏和血管假体装置、植入物和移植物的并发症 | 272.00 |
| 198 | O35 | 为已知或可疑胎儿异常和损害给予的孕产妇医疗 | 266.00 |
| 199 | N92 | 月经过多、月经频繁和月经不规则 | 263.00 |
| 200 | Z36 | 产前筛查 | 262.00 |
| 201 | T19 | 泌尿生殖道内异物 | 260.00 |
| 202 | N04 | 肾病综合征 | 252.00 |
| 203 | K83 | 胆道的其他疾病 | 251.00 |
| 204 | L91 | 皮肤肥厚性疾患 | 244.00 |
| 205 | D14 | 中耳和呼吸系统良性肿瘤 | 243.00 |
| 206 | C92 | 髓样白血病 | 239.00 |
| 207 | N75 | 前庭大腺（巴多林腺）疾病 | 239.00 |
| 208 | M79 | 其他软组织疾患，不可归类在他处者 | 238.00 |
| 209 | K43 | 腹疝 | 224.00 |
| 210 | Z03 | 为可疑疾病和情况接受的医疗观察和评价 | 217.00 |
| 211 | M13 | 其他关节炎 | 217.00 |
| 212 | D10 | 口和咽良性肿瘤 | 212.00 |
| 213 | H30 | 脉络膜视网膜炎 | 211.00 |

| 序号 | 疾病诊断编码 | 疾病诊断名称 | 病种（例） |
|---|---|---|---|
| 214 | O99 | 可归类在他处的孕产妇的其他疾病并发于妊娠、分娩和产褥期 | 210.00 |
| 215 | S68 | 腕和手创伤性切断 | 200.00 |
| 216 | I80 | 静脉炎和血栓性静脉炎 | 197.00 |
| 217 | L02 | 皮肤脓肿、疖和痈 | 192.00 |
| 218 | N41 | 前列腺炎性疾病 | 189.00 |
| 219 | I67 | 其他脑血管病 | 189.00 |
| 220 | L90 | 皮肤萎缩性疾患 | 187.00 |
| 221 | C15 | 食管恶性肿瘤 | 187.00 |
| 222 | C20 | 直肠恶性肿瘤 | 183.00 |
| 223 | M71 | 其他黏液囊病 | 176.00 |
| 224 | K50 | 克罗恩病（局限性肠炎） | 175.00 |
| 225 | I77 | 动脉和小动脉的其他疾患 | 174.00 |
| 226 | M50 | 颈椎间盘疾患 | 174.00 |
| 227 | N36 | 尿道的其他疾患 | 168.00 |
| 228 | N95 | 绝经期和其他围绝经期的疾患 | 167.00 |
| 229 | S61 | 腕和手开放性伤口 | 166.00 |
| 230 | L81 | 色素沉着的其他疾患 | 166.00 |
| 231 | D31 | 眼和附器良性肿瘤 | 163.00 |
| 232 | A63 | 其他主要为性传播的疾病，不可归类在他处者 | 156.00 |
| 233 | F45 | 躯体形式障碍 | 155.00 |
| 234 | S69 | 腕和手其他和未特指的损伤 | 154.00 |
| 235 | K41 | 股疝 | 153.00 |
| 236 | O73 | 胎盘和胎膜滞留不伴有出血 | 153.00 |
| 237 | K22 | 食管的其他疾病 | 140.00 |
| 238 | I87 | 静脉的其他疾患 | 139.00 |
| 239 | C53 | 宫颈恶性肿瘤 | 135.00 |
| 240 | J31 | 慢性鼻炎、鼻咽炎和咽炎 | 132.00 |
| 241 | J39 | 上呼吸道的其他疾病 | 130.00 |
| 242 | S72 | 股骨骨折 | 129.00 |
| 243 | K56 | 麻痹性肠梗阻和不伴有疝的肠梗阻 | 129.00 |
| 244 | M75 | 肩损害 | 129.00 |
| 245 | S66 | 在腕和手水平的肌肉和肌腱损伤 | 128.00 |
| 246 | I13 | 高血压心脏和肾脏病 | 127.00 |
| 247 | S82 | 小腿（包括踝）骨折 | 127.00 |
| 248 | I49 | 其他心律失常 | 118.00 |
| 249 | C18 | 结肠恶性肿瘤 | 118.00 |
| 250 | G50 | 三叉神经疾患 | 117.00 |

（续表）

| 序号 | 疾病诊断编码 | 疾病诊断名称 | 病种（例） |
|------|------------|------------|----------|
| 251 | M95 | 肌肉骨骼系统和结缔组织的其他后天性变形 | 116.00 |
| 252 | N99 | 泌尿生殖系统的操作后疾患，不可归类在他处者 | 114.00 |
| 253 | L08 | 皮肤和皮下组织其他局部感染 | 107.00 |
| 254 | Q66 | 足先天性变形 | 103.00 |
| 255 | K91 | 消化系统的操作后疾患，不可归类在他处者 | 102.00 |
| 256 | S65 | 在腕和手水平的血管损伤 | 101.00 |
| 257 | M84 | 骨连续性疾患 | 98.00 |
| 258 | N89 | 阴道的其他非炎性疾患 | 98.00 |
| 259 | T00 | 累及身体多个部位的浅表损伤 | 97.00 |
| 260 | C44 | 皮肤其他恶性肿瘤 | 96.00 |
| 261 | P39 | 特发于围生期的其他感染 | 96.00 |
| 262 | I63 | 脑梗死 | 92.00 |
| 263 | M72 | 成纤维细胞疾患 | 92.00 |
| 264 | Q83 | 乳房先天性畸形 | 89.00 |
| 265 | K11 | 涎腺疾病 | 88.00 |
| 266 | L98 | 皮肤和皮下组织的其他疾患，不可归类在他处者 | 87.00 |
| 267 | L60 | 甲疾患 | 82.00 |
| 268 | E34 | 其他内分泌疾患 | 81.00 |
| 269 | N76 | 阴道和外阴的其他炎症 | 80.00 |
| 270 | M89 | 骨的其他疾患 | 77.00 |
| 271 | R23 | 其他皮肤改变 | 76.00 |
| 272 | D38 | 中耳、呼吸和胸腔内器官动态未定或动态未知的肿瘤 | 73.00 |
| 273 | S06 | 颅内损伤 | 72.00 |
| 274 | J93 | 气胸 | 72.00 |
| 275 | S64 | 在腕和手水平的神经损伤 | 70.00 |
| 276 | S60 | 腕和手浅表损伤 | 70.00 |
| 277 | D37 | 口腔和消化器官动态未定或动态未知的肿瘤 | 69.00 |
| 278 | Q51 | 子宫和宫颈先天性畸形 | 68.00 |
| 279 | O45 | 胎盘早期剥离 | 67.00 |
| 280 | R07 | 咽痛和胸痛 | 67.00 |
| 281 | V80 | 牲畜骑手或畜挽车辆乘员在运输事故中的损伤 | 66.00 |
| 282 | G58 | 其他单神经病 | 65.00 |
| 283 | O24 | 妊娠糖尿病 | 65.00 |
| 284 | O72 | 产后出血 | 65.00 |
| 285 | O20 | 妊娠早期出血 | 65.00 |
| 286 | D35 | 内分泌腺其他和未特指的良性肿瘤 | 63.00 |
| 287 | K08 | 牙齿及支持结构的其他疾患 | 62.00 |

（续表）

| 序号 | 疾病诊断编码 | 疾病诊断名称 | 病种（例） |
|---|---|---|---|
| 288 | S05 | 眼和眶损伤 | 62.00 |
| 289 | E30 | 青春期疾患，不可归类在他处者 | 62.00 |
| 290 | L94 | 其他局限性结缔组织疾患 | 61.00 |
| 291 | A16 | 呼吸道结核，未经细菌学或组织学所证实 | 61.00 |
| 292 | K06 | 牙龈和无牙牙槽嵴的其他疾患 | 60.00 |
| 293 | Q16 | 引起听力缺陷的耳先天性畸形 | 60.00 |
| 294 | O62 | 产力异常 | 58.00 |
| 295 | T81 | 操作并发症，不可归类在他处者 | 57.00 |
| 296 | H27 | 晶状体的其他疾患 | 55.00 |
| 297 | M48 | 其他脊椎病 | 52.00 |
| 298 | Q24 | 心脏的其他先天性畸形 | 52.00 |
| 299 | K10 | 颌的其他疾病 | 51.00 |
| 300 | R39 | 累及泌尿系统的其他症状和体征 | 51.00 |
| 301 | S37 | 泌尿系和盆腔器官损伤 | 51.00 |
| 302 | M12 | 其他特指的关节病 | 48.00 |
| 303 | Z54 | 恢复期 | 48.00 |
| 304 | R19 | 累及消化系统和腹部的其他症状和体征 | 48.00 |
| 305 | S85 | 在小腿水平的血管损伤 | 46.00 |
| 306 | C64 | 肾（除外肾盂）恶性肿瘤 | 46.00 |
| 307 | T17 | 呼吸道内异物 | 44.00 |
| 308 | I82 | 其他静脉栓塞和血栓形成 | 43.00 |
| 309 | S52 | 前臂骨折 | 43.00 |
| 310 | S56 | 在前臂水平的肌肉和肌腱损伤 | 42.00 |
| 311 | S75 | 在髋和大腿水平的血管损伤 | 42.00 |
| 312 | K14 | 舌疾病 | 42.00 |
| 313 | H92 | 耳痛和耳渗出液 | 41.00 |
| 314 | J18 | 肺炎，病原体未特指 | 36.00 |
| 315 | H10 | 结膜炎 | 36.00 |
| 316 | Q43 | 肠的其他先天性畸形 | 33.00 |
| 317 | H72 | 鼓膜穿孔 | 32.00 |
| 318 | M47 | 脊椎关节强硬 | 32.00 |
| 319 | I50 | 心力衰竭 | 32.00 |
| 320 | R52 | 疼痛，不可归类在他处者 | 31.00 |
| 321 | Q27 | 周围循环系统的其他先天性畸形 | 31.00 |
| 322 | P59 | 其他和未特指原因所致的新生儿黄疸 | 31.00 |
| 323 | B34 | 未特指部位的病毒性感染 | 31.00 |
| 324 | A15 | 呼吸道结核，经细菌学和组织学证实 | 30.00 |
| 325 | S90 | 踝和足浅表损伤 | 30.00 |

（续表）

| 序号 | 疾病诊断编码 | 疾病诊断名称 | 病种（例） |
|---|---|---|---|
| 326 | S92 | 足骨折，除外踝 | 29.00 |
| 327 | L85 | 其他表皮肥厚 | 29.00 |
| 328 | L05 | 藏毛囊肿 | 28.00 |
| 329 | S51 | 前臂开放性伤口 | 28.00 |
| 330 | A09 | 其他传染性和未特指病因的胃肠炎和结肠炎 | 26.00 |
| 331 | K45 | 其他腹疝 | 26.00 |
| 332 | D29 | 男性生殖器官良性肿瘤 | 26.00 |
| 333 | O75 | 产程和分娩的其他并发症，不可归类在他处者 | 25.00 |
| 334 | Q62 | 肾盂的先天性梗阻性缺陷和输尿管先天性畸形 | 24.00 |
| 335 | C61 | 前列腺恶性肿瘤 | 24.00 |
| 336 | L92 | 皮肤和皮下组织肉芽肿性疾患 | 24.00 |
| 337 | R06 | 呼吸异常 | 23.00 |
| 338 | O01 | 葡萄胎（水泡状胎块） | 22.00 |
| 339 | J98 | 其他呼吸性疾患 | 22.00 |
| 340 | N94 | 与女性生殖器官和月经周期有关的疼痛和其他情况 | 19.00 |
| 341 | Q12 | 先天性晶状体畸形 | 19.00 |
| 342 | H60 | 外耳炎 | 19.00 |
| 343 | I62 | 其他非创伤性颅内出血 | 18.00 |
| 344 | R77 | 血浆蛋白的其他异常 | 18.00 |
| 345 | S43 | 肩胛带关节和韧带脱位、扭伤和劳损 | 18.00 |
| 346 | N81 | 女性生殖器脱垂 | 17.00 |
| 347 | M20 | 手指和脚趾的后天性变形 | 16.00 |
| 348 | D68 | 其他凝血缺陷 | 16.00 |
| 349 | T84 | 内部矫形外科假体装置、植入物和移植物的并发症 | 16.00 |
| 350 | T98 | 外因的其他和未特指效应的后遗症 | 16.00 |
| 351 | P01 | 胎儿和新生儿受母体妊娠并发症的影响 | 16.00 |
| 352 | M77 | 其他肌腱端病 | 14.00 |
| 353 | S93 | 在踝和足水平的关节和韧带脱位、扭伤和劳损 | 14.00 |
| 354 | O83 | 其他助产的单胎分娩 | 14.00 |
| 355 | S13 | 在颈水平的关节和韧带脱位、扭伤和劳损 | 14.00 |
| 356 | T79 | 创伤的某些早期并发症 | 14.00 |
| 357 | H93 | 耳的其他疾患，不可归类在他处者 | 14.00 |
| 358 | R59 | 淋巴结增大 | 13.00 |
| 359 | O41 | 羊水和胎膜的其他疾患 | 13.00 |
| 360 | R57 | 休克，不可归类在他处者 | 12.00 |
| 361 | I22 | 随后性心肌梗死 | 12.00 |
| 362 | T60 | 杀虫剂的毒性效应 | 12.00 |
| 363 | B18 | 慢性病毒性肝炎 | 12.00 |

（续表）

| 序号 | 疾病诊断编码 | 疾病诊断名称 | 病种（例） |
|---|---|---|---|
| 364 | Z95 | 具有心脏和血管植入物和移植物 | 12.00 |
| 365 | O64 | 胎儿的胎位不正和先露异常引起的梗阻性分娩 | 12.00 |
| 366 | I74 | 动脉栓塞和血栓形成 | 11.00 |
| 367 | N49 | 男性生殖器官炎性疾患，不可归类在他处者 | 11.00 |
| 368 | S20 | 胸部浅表损伤 | 11.00 |
| 369 | T91 | 颈部和躯干损伤后遗症 | 10.00 |
| 370 | S80 | 小腿浅表损伤 | 10.00 |
| 371 | B35 | 皮肤癣菌病 | 10.00 |
| 372 | Z29 | 其他必要的预防措施 | 9.00 |
| 373 | L57 | 慢性暴露于非电离辐射下引起的皮肤改变 | 9.00 |
| 374 | E10 | 胰岛素依赖型糖尿病 | 9.00 |
| 375 | I46 | 心脏停搏 | 9.00 |
| 376 | T63 | 与有毒动物接触的毒性效应 | 9.00 |
| 377 | A18 | 其他器官的结核 | 8.00 |
| 378 | I71 | 主动脉瘤和主动脉夹层 | 8.00 |
| 379 | D28 | 女性生殖器官其他和未特指的良性肿瘤 | 8.00 |
| 380 | G93 | 脑的其他疾患 | 7.00 |
| 381 | H81 | 前庭功能疾患 | 7.00 |
| 382 | K51 | 溃疡性结肠炎 | 7.00 |
| 383 | H73 | 鼓膜的其他疾患 | 7.00 |
| 384 | M87 | 骨坏死 | 6.00 |
| 385 | C32 | 喉恶性肿瘤 | 6.00 |
| 386 | E28 | 卵巢功能障碍 | 6.00 |
| 387 | S03 | 头部关节和韧带脱位、扭伤和劳损 | 6.00 |
| 388 | I11 | 高血压心脏病 | 6.00 |
| 389 | B02 | 带状疱疹 | 6.00 |
| 390 | I60 | 蛛网膜下出血 | 5.00 |
| 391 | C78 | 呼吸和消化器官的继发性恶性肿瘤 | 5.00 |
| 392 | S39 | 腹部、下背和骨盆其他和未特指的损伤 | 5.00 |
| 393 | N30 | 膀胱炎 | 5.00 |
| 394 | S86 | 在小腿水平的肌肉和肌腱损伤 | 5.00 |
| 395 | Q79 | 肌肉骨骼系统先天性畸形，不可归类在他处者 | 5.00 |
| 396 | K05 | 龈炎和牙周疾病 | 5.00 |
| 397 | N50 | 男性生殖器官的其他疾患 | 5.00 |
| 398 | T13 | 下肢的其他损伤，水平未特指 | 5.00 |
| 399 | O36 | 为其他已知或可疑的胎儿问题给予的孕产妇医疗 | 5.00 |
| 400 | J03 | 急性扁桃体炎 | 5.00 |
| 401 | Q85 | 斑痣性错构瘤病，不可归类在他处者 | 4.00 |

（续表）

| 序号 | 疾病诊断编码 | 疾病诊断名称 | 病种（例） |
|---|---|---|---|
| 402 | Q89 | 其他先天性畸形，不可归类在他处者 | 4.00 |
| 403 | T02 | 累及身体多个部位的骨折 | 4.00 |
| 404 | F80 | 特定性言语和语言发育障碍 | 4.00 |
| 405 | O22 | 妊娠期静脉并发症 | 4.00 |
| 406 | H70 | 乳突炎和有关情况 | 4.00 |
| 407 | T15 | 外眼异物 | 4.00 |
| 408 | C25 | 胰恶性肿瘤 | 3.00 |
| 409 | Q30 | 鼻先天性畸形 | 3.00 |
| 410 | C79 | 其他和不明确部位的继发性恶性肿瘤 | 3.00 |
| 411 | T11 | 上肢的其他损伤，水平未特指 | 3.00 |
| 412 | O90 | 产褥期的并发症，不可归类在他处者 | 3.00 |
| 413 | B30 | 病毒性结膜炎 | 3.00 |
| 414 | Q52 | 女性生殖器的其他先天性畸形 | 3.00 |
| 415 | S73 | 髋关节和韧带脱位、扭伤和劳损 | 3.00 |
| 416 | B43 | 着色真菌病与棕色真菌病性脓肿 | 3.00 |
| 417 | D73 | 脾疾病 | 2.00 |
| 418 | S36 | 腹内器官损伤 | 2.00 |
| 419 | G51 | 神经疾患 | 2.00 |
| 420 | A41 | 其他脓毒病 | 2.00 |
| 421 | R94 | 功能检查的异常结果 | 2.00 |
| 422 | O28 | 孕产妇产前筛查的异常所见 | 2.00 |
| 423 | K92 | 消化系统的其他疾病 | 2.00 |
| 424 | O47 | 假临产 | 2.00 |
| 425 | S46 | 在肩和上臂水平的肌肉和肌腱损伤 | 2.00 |
| 426 | S63 | 在腕和手水平的关节和韧带脱位、扭伤和劳损 | 2.00 |
| 427 | S08 | 头的部分创伤性切断 | 2.00 |
| 428 | M60 | 肌炎 | 2.00 |
| 429 | L27 | 内服物质引起的皮炎 | 2.00 |
| 430 | S84 | 在小腿水平的神经损伤 | 2.00 |
| 431 | Z93 | 人工造口状态 | 2.00 |
| 432 | C11 | 鼻咽恶性肿瘤 | 2.00 |
| 433 | S31 | 腹部、下背和骨盆开放性伤口 | 2.00 |
| 434 | O32 | 为已知或可疑胎儿先露异常给予的孕产妇医疗 | 2.00 |
| 435 | Z35 | 高危妊娠监督 | 2.00 |
| 436 | K85 | 急性胰腺炎 | 1.00 |
| 437 | S89 | 小腿其他和未特指的损伤 | 1.00 |
| 438 | G90 | 自主神经系统的疾患 | 1.00 |
| 439 | M19 | 其他关节病 | 1.00 |

（续表）

| 序号 | 疾病诊断编码 | 疾病诊断名称 | 病种（例） |
|------|------------|------------|-----------|
| 440 | S98 | 踝和足创伤性切断 | 1.00 |
| 441 | K75 | 其他炎性肝脏疾病 | 1.00 |
| 442 | S59 | 前臂其他和未特指的损伤 | 1.00 |
| 443 | S76 | 在髋和大腿水平的肌肉和肌腱损伤 | 1.00 |
| 444 | K74 | 肝纤维化和肝硬化 | 1.00 |
| 445 | I31 | 心包的其他疾病 | 1.00 |
| 446 | T92 | 上肢损伤后遗症 | 1.00 |
| 447 | K38 | 阑尾的其他疾病 | 1.00 |
| 448 | C24 | 胆道其他和未特指部位的恶性肿瘤 | 1.00 |
| 449 | K12 | 口炎和有关损害 | 1.00 |
| 450 | O60 | 早产 | 1.00 |
| 451 | K46 | 未特指的腹疝 | 1.00 |
| 452 | M70 | 与使用、过度使用和压迫有关的软组织疾患 | 1.00 |
| 453 | C81 | 霍奇金（何杰金）淋巴瘤 | 1.00 |
| 454 | G45 | 短暂性大脑缺血性发作和相关的综合征 | 1.00 |
| 455 | M24 | 其他特指的关节紊乱 | 1.00 |
| 456 | T20 | 头和颈烧伤和腐蚀伤 | 1.00 |
| 457 | R40 | 嗜眠、木僵和昏迷 | 1.00 |
| 458 | H18 | 角膜的其他疾患 | 1.00 |
| 459 | D86 | 结节病 | 1.00 |
| 460 | S30 | 腹部、下背和骨盆浅表损伤 | 1.00 |
| 461 | S96 | 在踝和足水平的肌肉和肌腱损伤 | 1.00 |
| 462 | H83 | 内耳的其他疾病 | 1.00 |
| 463 | S11 | 颈部开放性伤口 | 1.00 |
| 464 | S09 | 头部其他和未特指的损伤 | 1.00 |
| 465 | J85 | 肺和纵隔脓肿 | 1.00 |
| 466 | Q74 | 四肢的其他先天性畸形 | 1.00 |
| 467 | H74 | 中耳和乳突的其他疾患 | 1.00 |
| 468 | T01 | 累及身体多个部位的开放性伤口 | 1.00 |

# 附录2　全国医疗机构日间化疗患者主要诊断疾病谱

| 序号 | 疾病诊断编码 | 疾病诊断名称 | 病种（例） |
|---|---|---|---|
| 1 | C50 | 乳房恶性肿瘤 | 281 216 |
| 2 | C34 | 支气管和肺恶性肿瘤 | 158 628 |
| 3 | Z51 | 其他医疗照顾 | 138 980 |
| 4 | C18 | 结肠恶性肿瘤 | 83 884 |
| 5 | C16 | 胃恶性肿瘤 | 72 683 |
| 6 | C20 | 直肠恶性肿瘤 | 62 242 |
| 7 | C90 | 多发性骨髓瘤和恶性浆细胞肿瘤 | 38 430 |
| 8 | C91 | 淋巴样白血病 | 26 335 |
| 9 | C25 | 胰恶性肿瘤 | 20 841 |
| 10 | C53 | 宫颈恶性肿瘤 | 18 896 |
| 11 | C22 | 肝和肝内胆管恶性肿瘤 | 18 432 |
| 12 | C56 | 卵巢恶性肿瘤 | 18 195 |
| 13 | C15 | 食管恶性肿瘤 | 18 074 |
| 14 | C11 | 鼻咽恶性肿瘤 | 14 450 |
| 15 | C78 | 呼吸和消化器官的继发性恶性肿瘤 | 12 757 |
| 16 | C67 | 膀胱恶性肿瘤 | 7874 |
| 17 | C57 | 女性生殖器官其他和未特指的恶性肿瘤 | 7054 |
| 18 | Z08 | 恶性肿瘤治疗后的随诊检查 | 6992 |
| 19 | C77 | 淋巴结继发性和未特指的恶性肿瘤 | 5690 |
| 20 | D61 | 其他再生障碍性贫血 | 4595 |
| 21 | C79 | 其他和不明确部位的继发性恶性肿瘤 | 4514 |
| 22 | Z85 | 恶性肿瘤个人史 | 3530 |
| 23 | C83 | 非滤泡性淋巴瘤 | 2928 |
| 24 | C24 | 胆道其他和未特指部位的恶性肿瘤 | 2649 |
| 25 | C54 | 子宫体恶性肿瘤 | 2470 |
| 26 | C71 | 脑恶性肿瘤 | 2324 |
| 27 | C61 | 前列腺恶性肿瘤 | 1998 |
| 28 | C92 | 髓样白血病 | 1941 |
| 29 | C21 | 肛门和肛管的恶性肿瘤 | 1764 |
| 30 | D24 | 乳房良性肿瘤 | 1703 |
| 31 | D01 | 消化器官其他和未特指的原位癌 | 1425 |
| 32 | D37 | 口腔和消化器官动态未定或动态未知的肿瘤 | 1399 |
| 33 | C64 | 肾（除外肾盂）恶性肿瘤 | 1189 |
| 34 | C85 | 非霍奇金淋巴瘤的其他和未特指类型 | 1119 |
| 35 | D02 | 中耳和呼吸系统原位癌 | 1036 |
| 36 | C63 | 男性生殖器官其他和未特指的恶性肿瘤 | 802 |

（续表）

| 序号 | 疾病诊断编码 | 疾病诊断名称 | 病种（例） |
|---|---|---|---|
| 37 | C82 | 滤泡性淋巴瘤 | 732 |
| 38 | C43 | 皮肤恶性黑色素瘤 | 701 |
| 39 | D41 | 泌尿器官动态未定或动态未知的肿瘤 | 699 |
| 40 | D69 | 紫癜和其他出血性情况 | 689 |
| 41 | C49 | 其他结缔组织和软组织恶性肿瘤 | 675 |
| 42 | D00 | 口腔、食管和胃原位癌 | 665 |
| 43 | D07 | 生殖器官其他和未特指的原位癌 | 639 |
| 44 | D40 | 男性生殖器官动态未定或动态未知的肿瘤 | 619 |
| 45 | C19 | 直肠乙状结肠连接处恶性肿瘤 | 605 |
| 46 | D47 | 淋巴、造血和有关组织动态未定或动态未知的其他肿瘤 | 605 |
| 47 | C80 | 部位未特指的恶性肿瘤 | 580 |
| 48 | Z98 | 其他手术后状态 | 570 |
| 49 | C04 | 口底恶性肿瘤 | 478 |
| 50 | D76 | 与淋巴网状组织和网状组织细胞系统的某些疾病 | 455 |
| 51 | Z09 | 除恶性肿瘤外，为其他情况治疗后的随诊检查 | 430 |
| 52 | C81 | 霍奇金（何杰金）淋巴瘤 | 404 |
| 53 | Z90 | 器官后天性缺失，不可归类在他处者 | 377 |
| 54 | D05 | 乳房原位癌 | 365 |
| 55 | C84 | 成熟 T/NK 细胞淋巴瘤 | 359 |
| 56 | C32 | 喉恶性肿瘤 | 355 |
| 57 | C40 | 四肢骨和关节软骨恶性肿瘤 | 338 |
| 58 | D46 | 骨髓增生异常综合征 | 335 |
| 59 | C26 | 消化器官其他和不明确的恶性肿瘤 | 298 |
| 60 | Z12 | 肿瘤的特殊筛查 | 291 |
| 61 | C48 | 腹膜后腔和腹膜恶性肿瘤 | 288 |
| 62 | Z29 | 其他必要的预防措施 | 259 |
| 63 | C73 | 甲状腺恶性肿瘤 | 255 |
| 64 | K61 | 肛门和直肠区脓肿 | 241 |
| 65 | K60 | 肛门及直肠区的裂和瘘 | 223 |
| 66 | N64 | 乳房的其他疾患 | 219 |
| 67 | C95 | 未特指细胞类型的白血病 | 212 |
| 68 | D48 | 其他和未特指部位的动态未定或动态未知的肿瘤 | 190 |
| 69 | C69 | 眼和附器恶性肿瘤 | 189 |
| 70 | C94 | 特指细胞类型的其他白血病 | 179 |
| 71 | D09 | 其他和未特指部位的原位癌 | 176 |
| 72 | C41 | 骨和关节软骨其他和未特指部位的恶性肿瘤 | 163 |
| 73 | Z47 | 其他矫形外科的随诊医疗 | 161 |
| 74 | D39 | 女性生殖器官动态未定或动态未知的肿瘤 | 152 |

（续表）

| 序号 | 疾病诊断编码 | 疾病诊断名称 | 病种（例） |
|---|---|---|---|
| 75 | C76 | 其他和不明确部位的恶性肿瘤 | 151 |
| 76 | N60 | 良性乳腺发育不良 | 148 |
| 77 | N63 | 未特指的乳房肿块 | 125 |
| 78 | C17 | 小肠恶性肿瘤 | 124 |
| 79 | D56 | 地中海贫血 | 120 |
| 80 | Q85 | 斑痣性错构瘤病，不可归类在他处者 | 89 |
| 81 | C74 | 肾上腺恶性肿瘤 | 80 |
| 82 | C23 | 胆囊恶性肿瘤 | 67 |
| 83 | Z43 | 对人工造口的维护 | 63 |
| 84 | M72 | 成纤维细胞疾患 | 62 |
| 85 | C13 | 咽下部恶性肿瘤 | 60 |
| 86 | I87 | 静脉的其他疾患 | 58 |
| 87 | C75 | 其他内分泌腺和有关结构的恶性肿瘤 | 43 |
| 88 | R94 | 功能检查的异常结果 | 43 |
| 89 | C72 | 脊髓、脑神经和中枢神经系统其他部位的恶性肿瘤 | 38 |
| 90 | D70 | 粒细胞缺乏 | 35 |

# 附录3 日间手术推荐目录（2022年版）

| 序号 | ICD-9-CM-3 编码（国家临床版3.0） | ICD-9-CM-3 名称（国家临床版3.0） | 专业 | 前两批对应序号 |
|---|---|---|---|---|
| 1 | 04.0408 | 周围神经探查术 | 骨科 | |
| 2 | 04.0419 | 尺神经探查术 | 骨科 | |
| 3 | 04.0420 | 桡神经探查术 | 骨科 | |
| 4 | 04.0421 | 指神经探查术 | 骨科 | |
| 5 | 04.2x11 | 肋间神经射频消融术 | 普通外科 | |
| 6 | 04.4300 | 腕管松解术 | 骨科 | |
| 7 | 04.4900x042 | 周围神经松解术 | 骨科 | |
| 8 | 04.4900x043 | 肘管松解术 | 骨科 | |
| 9 | 04.4908 | 尺神经松解术 | 骨科 | |
| 10 | 04.4909 | 桡神经松解术 | 骨科 | |
| 11 | 04.4910 | 指神经松解术 | 骨科 | |
| 12 | 04.6x10 | 尺神经移位术 | 骨科 | |
| 13 | 04.7405 | 牙槽神经吻合术 | 口腔科 | |
| 14 | 08.2000x005 | 眼睑瘢痕切除术 | 眼科 | |
| 15 | 08.2000x006 | 眼睑病损切除术 | 眼科 | 2-18 |
| 16 | 08.2000x009 | 眼睑皮肤和皮下坏死组织切除清创术 | 眼科 | |
| 17 | 08.2300 | 眼睑较大的病损切除术，板层 | 眼科 | |
| 18 | 08.2300x001 | 眼睑病损板层切除术 | 眼科 | |
| 19 | 08.2400 | 眼睑较大的病损切除术，全层 | 眼科 | |
| 20 | 08.2400x001 | 眼睑病损全层切除术 | 眼科 | |
| 21 | 08.3101 | 上睑下垂额肌瓣悬吊术 | 眼科 | |
| 22 | 08.3200 | 上睑下垂修补术，用额肌法伴筋膜吊带法 | 眼科 | 2-1 |
| 23 | 08.3200x001 | 上睑下垂缝线悬吊术 | 眼科 | |
| 24 | 08.3300 | 上睑下垂修补术，用部分切除术或上睑肌或腱膜前徙术 | 眼科 | |
| 25 | 08.3300x001 | 上睑下垂提上睑肌缩短术 | 眼科 | |
| 26 | 08.3400x001 | 上睑下垂上直肌提吊术 | 眼科 | |
| 27 | 08.3500 | 上睑下垂修补术，用睑板法 | 眼科 | |
| 28 | 08.3600x002 | 上睑下垂眼轮匝肌悬吊术 | 眼科 | |
| 29 | 08.3700 | 上睑下垂矫正过度复位术 | 眼科 | |
| 30 | 08.3800 | 睑退缩矫正术 | 眼科 | |
| 31 | 08.4200 | 睑内翻或睑外翻的修补术，用缝合术法 | 眼科 | 2-13 |
| 32 | 08.4201 | 睑外翻缝合修补术 | 眼科 | 2-13 |
| 33 | 08.4202 | 睑内翻缝合修补术 | 眼科 | 2-13 |
| 34 | 08.4203 | 睑轮匝肌缩短睑内翻修补术 | 眼科 | 2-13 |
| 35 | 08.4204 | 睑轮匝肌重叠，睑外翻修补术 | 眼科 | 2-13 |

（续表）

| 序号 | ICD-9-CM-3 编码<br>（国家临床版3.0） | ICD-9-CM-3 名称<br>（国家临床版3.0） | 专业 | 前两批对应序号 |
|---|---|---|---|---|
| 36 | 08.4300 | 睑内翻或睑外翻的修补术伴楔形部分切除术 | 眼科 | 2-13 |
| 37 | 08.4301 | 睑外翻楔形切除修补术 | 眼科 | 2-13 |
| 38 | 08.4302 | 睑内翻楔形切除修补术 | 眼科 | 2-13 |
| 39 | 08.4400 | 睑内翻或睑外翻的修补术伴睑重建术 | 眼科 | 2-13 |
| 40 | 08.4401 | 睑内翻矫正伴睑重建术 | 眼科 | 2-13 |
| 41 | 08.4402 | 睑外翻矫正伴睑重建术 | 眼科 | 2-13 |
| 42 | 08.4403 | Wheeler 睑内翻修补术 | 眼科 | 2-13 |
| 43 | 08.4900 | 睑内翻或睑外翻的其他修补术 | 眼科 | 2-13 |
| 44 | 08.4901 | 睑外翻矫正术 | 眼科 | 2-13 |
| 45 | 08.4902 | 睑内翻矫正术 | 眼科 | 2-13 |
| 46 | 08.5900x004 | 内眦成形术 | 眼科 | 2-10 |
| 47 | 08.5900x005 | 外眦成形术 | 眼科 | 2-11 |
| 48 | 08.5902 | 眦成形术 | 眼科 | 2-12 |
| 49 | 08.5904 | 眦韧带悬吊术 | 眼科 | |
| 50 | 08.7100 | 涉及睑缘，板层的眼睑重建术 | 眼科 | |
| 51 | 08.8500x001 | 眼睑全层裂伤修补术 | 眼科 | |
| 52 | 09.4200 | 泪小管探通术 | 眼科 | 2-15 |
| 53 | 09.4404 | 人工泪管置入术 | 眼科 | 2-14、2-15、2-16、2-17 |
| 54 | 09.7201 | 泪点重建术 | 眼科 | 2-16 |
| 55 | 09.7300 | 泪小管修补术 | 眼科 | |
| 56 | 09.7300x001 | 泪小管成形术 | 眼科 | |
| 57 | 09.7300x003 | 泪小管缝合术 | 眼科 | |
| 58 | 09.7300x004 | 泪道重建术 | 眼科 | 2-14 |
| 59 | 09.7301 | 泪小管吻合术 | 眼科 | 2-14、2-17 |
| 60 | 09.8100 | 泪囊鼻腔吻合术（DCR） | 眼科 | |
| 61 | 09.8100x004 | 鼻内镜下鼻腔泪囊造口术 | 眼科 | |
| 62 | 09.8101 | 内镜下鼻-泪管吻合术 | 眼科 | |
| 63 | 10.0x00x001 | 结膜切开异物取出术 | 眼科 | |
| 64 | 10.3101 | 结膜病损切除术 | 眼科 | |
| 65 | 10.3102 | 结膜环切除术 | 眼科 | |
| 66 | 10.4400x001 | 结膜移植术 | 眼科 | |
| 67 | 10.4401 | 自体结膜移植术 | 眼科 | |
| 68 | 10.5x01 | 睑球粘连分离术 | 眼科 | |
| 69 | 10.6x00 | 结膜裂伤修补术 | 眼科 | |
| 70 | 10.9901 | 结膜松弛矫正术 | 眼科 | |
| 71 | 11.1x01 | 角膜切开异物去除术 | 眼科 | |
| 72 | 11.3200 | 胬肉切除术伴角膜移植术 | 眼科 | 1-33 |
| 73 | 11.3201 | 翼状胬肉切除伴自体干细胞移植术 | 眼科 | 1-33 |

（续表）

| 序号 | ICD-9-CM-3 编码<br>（国家临床版 3.0） | ICD-9-CM-3 名称<br>（国家临床版 3.0） | 专业 | 前两批对应序号 |
|---|---|---|---|---|
| 74 | 11.3202 | 翼状胬肉切除术伴异体干细胞移植术 | 眼科 | 1-33 |
| 75 | 11.3203 | 翼状胬肉切除伴羊膜植片移植术 | 眼科 | 1-33 |
| 76 | 11.3900x001 | 翼状胬肉切除术 | 眼科 | |
| 77 | 11.3901 | 翼状胬肉切除伴结膜移植术 | 眼科 | 1-33 |
| 78 | 11.4903 | 角膜病损切除术 | 眼科 | |
| 79 | 11.7903 | 羊膜移植眼表重建术 | 眼科 | |
| 80 | 12.1403 | 虹膜周边切除术 | 眼科 | 2-3 |
| 81 | 12.4200 | 虹膜病损切除术 | 眼科 | |
| 82 | 12.4300 | 睫状体病损破坏术，非切除法 | 眼科 | |
| 83 | 12.5400 | 外路小梁切开术 | 眼科 | |
| 84 | 12.6400 | 外路小梁切除术 | 眼科 | 2-2 |
| 85 | 12.6400x003 | 滤帘切除术（小梁切除术） | 眼科 | |
| 86 | 12.6401 | 氩激光小梁成形术（KLP） | 眼科 | |
| 87 | 12.7200 | 睫状体冷冻疗法 | 眼科 | 1-35 |
| 88 | 12.7300 | 睫状体光凝固法 | 眼科 | 1-34 |
| 89 | 12.7903 | 眼压调节器修正术 | 眼科 | |
| 90 | 12.7904 | 眼压调节器置换术 | 眼科 | |
| 91 | 12.8801 | 巩膜外加压术 | 眼科 | |
| 92 | 12.9802 | 睫状体固定术 | 眼科 | |
| 93 | 13.1902 | 白内障囊内摘除术 | 眼科 | |
| 94 | 13.3x00x001 | 晶状体单纯抽吸囊外摘除术 | 眼科 | |
| 95 | 13.4100 | 白内障晶状体乳化和抽吸 | 眼科 | |
| 96 | 13.4100x001 | 白内障超声乳化抽吸术 | 眼科 | 1-36，1-37，1-38 |
| 97 | 13.5900x001 | 白内障囊外摘除术 | 眼科 | |
| 98 | 13.6502 | 晶状体后囊膜切除术 | 眼科 | |
| 99 | 13.7000 | 置入人工晶状体 | 眼科 | |
| 100 | 13.7100 | 眼内人工晶状体置入伴白内障摘出术，一期 | 眼科 | |
| 101 | 13.7100x001 | 白内障摘除伴人工晶体一期置入术 | 眼科 | 1-36，1-37 |
| 102 | 13.7200 | 眼内人工晶状体二期置入 | 眼科 | |
| 103 | 13.7200x001 | 人工晶体二期置入术 | 眼科 | |
| 104 | 13.8x00 | 去除置入的晶状体 | 眼科 | |
| 105 | 13.8x00x003 | 人工晶体取出术 | 眼科 | |
| 106 | 13.9001 | 人工晶状体复位术 | 眼科 | |
| 107 | 13.9100 | 眼内镜假体置入 | 眼科 | |
| 108 | 13.9100x001 | 可植入式隐形眼镜置入术（ICL 置入术） | 眼科 | |
| 109 | 14.2403 | 黄斑光动力学治疗（PDT） | 眼科 | |
| 110 | 14.2900x002 | 视网膜前膜切除术 | 眼科 | |
| 111 | 14.3200x002 | 视网膜裂孔冷冻术 | 眼科 | |

（续表）

| 序号 | ICD-9-CM-3 编码<br>（国家临床版3.0） | ICD-9-CM-3 名称<br>（国家临床版3.0） | 专业 | 前两批对应序号 |
|---|---|---|---|---|
| 112 | 14.3901 | 黄斑裂孔填塞术 | 眼科 | 2-8 |
| 113 | 14.5200x001 | 视网膜脱离冷冻术 | 眼科 | |
| 114 | 14.5300 | 用氙弧光凝固法的视网膜脱离修补术 | 眼科 | |
| 115 | 14.5400x001 | 视网膜脱离激光治疗术 | 眼科 | |
| 116 | 14.5901 | 巩膜缩短术 | 眼科 | |
| 117 | 14.5903 | 玻璃体腔注气，视网膜复位术 | 眼科 | 2-7 |
| 118 | 14.6x02 | 玻璃体硅油取出术 | 眼科 | |
| 119 | 14.7500x001 | 玻璃体腔内替代物注射术 | 眼科 | |
| 120 | 14.7903 | 玻璃体药物注射术 | 眼科 | 2-6 |
| 121 | 15.1100 | 一条眼外肌的后徙术 | 眼科 | 2-5 |
| 122 | 15.1200 | 一条眼外肌的前徙术 | 眼科 | 2-5 |
| 123 | 15.1300 | 一条眼外肌的部分切除术 | 眼科 | 2-5 |
| 124 | 15.1900 | 一条眼外肌从眼球暂时脱离的其他手术 | 眼科 | 2-5 |
| 125 | 15.1900x001 | 一条眼外肌离断术 | 眼科 | 2-5 |
| 126 | 15.2100 | 一条眼外肌的延长术 | 眼科 | 2-5 |
| 127 | 15.2200 | 一条眼外肌的缩短术 | 眼科 | 2-5 |
| 128 | 15.2900 | 一条眼外肌的其他手术 | 眼科 | 2-5 |
| 129 | 15.2901 | 一条眼外肌的悬吊术 | 眼科 | 2-5 |
| 130 | 15.3x00 | 两条或两条以上眼外肌暂时从眼球脱离的手术，单眼或双眼 | 眼科 | 2-5 |
| 131 | 15.3x01 | 两条或两条以上眼外肌的后徙术 | 眼科 | 2-5 |
| 132 | 15.3x02 | 两条或两条以上眼外肌的前徙术 | 眼科 | 2-5 |
| 133 | 15.4x00 | 两条或两条以上眼外肌的其他手术，单眼或双眼 | 眼科 | 2-5 |
| 134 | 15.4x01 | 两条或两条以上眼外肌缩短术 | 眼科 | 2-5 |
| 135 | 15.4x02 | 两条或两条以上眼外肌悬吊术 | 眼科 | 2-5 |
| 136 | 15.5x00 | 眼外肌移位术 | 眼科 | 2-5 |
| 137 | 15.6x00 | 眼外肌手术后的修复术 | 眼科 | 2-4 |
| 138 | 15.9x00 | 眼外肌和肌腱的其他手术 | 眼科 | 2-5 |
| 139 | 15.9x00x001 | 眼肌部分切除术 | 眼科 | 2-5 |
| 140 | 15.9x00x007 | 眼肌探查术 | 眼科 | 2-5 |
| 141 | 15.9x00x008 | 眼睑轮匝肌切断术 | 眼科 | 2-5 |
| 142 | 16.4901 | 隐眼摘除术 | 眼科 | |
| 143 | 16.8901 | 眼球修补术 | 眼科 | |
| 144 | 16.9200 | 眼眶病损切除术 | 眼科 | |
| 145 | 16.9300 | 眼病损切除术 | 眼科 | |
| 146 | 17.1100 | 腹腔镜腹股沟直疝修补术，伴有移植物或假体 | 普通外科 | |
| 147 | 17.1200 | 腹腔镜腹股沟斜疝修补术，伴有移植物或假体 | 普通外科 | |
| 148 | 18.0900x002 | 耳后切开引流术 | 耳鼻喉科 | |

(续表)

| 序号 | ICD-9-CM-3 编码<br>（国家临床版 3.0） | ICD-9-CM-3 名称<br>（国家临床版 3.0） | 专业 | 前两批对应序号 |
|---|---|---|---|---|
| 149 | 18.2100x006 | 耳前瘘管切除术 | 耳鼻喉科 | 1-39 |
| 150 | 18.2101 | 耳前病损切除术 | 耳鼻喉科 | |
| 151 | 18.2900x003 | 耳廓病损切除术 | 耳鼻喉科 | 2-21 |
| 152 | 18.2900x009 | 外耳道病损切除术 | 耳鼻喉科 | |
| 153 | 18.2900x016 | 耳廓皮肤和皮下坏死组织切除清创术 | 耳鼻喉科 | |
| 154 | 18.2900x018 | 耳后瘘管切除术 | 耳鼻喉科 | |
| 155 | 18.2901 | 外耳病损切除术 | 耳鼻喉科 | |
| 156 | 18.2907 | 副耳切除术 | 耳鼻喉科 | |
| 157 | 19.4x00 | 鼓膜成形术 | 耳鼻喉科 | 2-20 |
| 158 | 19.4x00x005 | 内镜下鼓室成形术 | 耳鼻喉科 | 1-41 |
| 159 | 19.4x01 | 鼓室成形术，I型 | 耳鼻喉科 | 1-40 |
| 160 | 20.0100 | 鼓膜切开术伴置管 | 耳鼻喉科 | 2-19 |
| 161 | 20.0100x005 | 鼓室置管术 | 耳鼻喉科 | |
| 162 | 20.0100x006 | 内镜下鼓膜置管术 | 耳鼻喉科 | 2-19 |
| 163 | 20.0901 | 鼓膜切开引流术 | 耳鼻喉科 | |
| 164 | 20.5100x002 | 耳后病损切除术 | 耳鼻喉科 | |
| 165 | 20.9201 | 乳突术后清创术 | 耳鼻喉科 | |
| 166 | 21.0300x004 | 鼻内窥镜下电凝止血术 | 耳鼻喉科 | 2-33 |
| 167 | 21.0902 | 鼻出血血管缝合术 | 耳鼻喉科 | |
| 168 | 21.0904 | 内镜下鼻中隔黏膜划痕术 | 耳鼻喉科 | |
| 169 | 21.3000 | 鼻病损切除术或破坏术 | 耳鼻喉科 | |
| 170 | 21.3102 | 内镜下鼻息肉切除术 | 耳鼻喉科 | 2-23 |
| 171 | 21.3103 | 鼻内病损切除术 | 耳鼻喉科 | |
| 172 | 21.3104 | 内镜下鼻内病损切除术 | 耳鼻喉科 | 2-22 |
| 173 | 21.3200x003 | 鼻前庭病损切除术 | 耳鼻喉科 | 2-25 |
| 174 | 21.3200x008 | 鼻中隔病损激光烧灼术 | 耳鼻喉科 | |
| 175 | 21.3200x010 | 鼻皮肤和皮下坏死组织切除清创术 | 耳鼻喉科 | |
| 176 | 21.3201 | 鼻部皮肤病损切除术 | 耳鼻喉科 | |
| 177 | 21.5x00 | 鼻中隔黏膜下切除术 | 耳鼻喉科 | 2-24 |
| 178 | 21.5x00x004 | 鼻内窥镜下鼻中隔黏膜下部分切除术 | 耳鼻喉科 | 2-24 |
| 179 | 21.5x01 | 内镜下鼻中隔黏膜下切除术 | 耳鼻喉科 | 2-24 |
| 180 | 21.6100x002 | 鼻甲射频消融术 | 耳鼻喉科 | |
| 181 | 21.6903 | 内镜下鼻甲部分切除术 | 耳鼻喉科 | |
| 182 | 21.6904 | 内镜下鼻甲射频消融术 | 耳鼻喉科 | |
| 183 | 21.7100 | 鼻骨折闭合性复位术 | 耳鼻喉科 | |
| 184 | 21.7200 | 鼻骨折开放性复位术 | 耳鼻喉科 | |
| 185 | 21.7200x001 | 内镜下鼻骨骨折切开复位术 | 耳鼻喉科 | |
| 186 | 21.8400 | 修正性鼻成形术 | 整形外科 | |

（续表）

| 序号 | ICD-9-CM-3 编码<br>（国家临床版 3.0） | ICD-9-CM-3 名称<br>（国家临床版 3.0） | 专业 | 前两批对应序号 |
|---|---|---|---|---|
| 187 | 21.8400x002 | 鼻内窥镜下鼻中隔成形术 | 耳鼻喉科 | 2-24 |
| 188 | 21.8500x004 | 隆鼻伴人工假体置入术 | 整形外科 | 2-34 |
| 189 | 21.8700x008 | 鼻内窥镜下鼻甲成形术 | 整形外科 | |
| 190 | 21.9101 | 内镜下鼻腔粘连松解术 | 耳鼻喉科 | |
| 191 | 21.9902 | 鼻植入物取出术 | 耳鼻喉科 | |
| 192 | 22.1100x002 | 鼻内窥镜下鼻窦活检 | 耳鼻喉科 | |
| 193 | 22.2x00x009 | 鼻内窥镜下上颌窦根治术 | 耳鼻喉科 | |
| 194 | 22.2x01 | 内镜下上颌窦开窗术 | 耳鼻喉科 | |
| 195 | 22.3100x002 | 上颌窦根治术 | 耳鼻喉科 | |
| 196 | 22.5300x004 | 鼻内窥镜下多个鼻窦开窗术 | 耳鼻喉科 | |
| 197 | 22.7100x004 | 上颌窦瘘修补术 | 口腔科 | |
| 198 | 25.2x00 | 舌部分切除术 | 口腔科 | |
| 199 | 26.2903 | 舌下腺病损切除术 | 口腔科 | |
| 200 | 26.2904 | 颌下腺病损切除术 | 口腔科 | |
| 201 | 26.3103 | 舌下腺部分切除术 | 口腔科 | |
| 202 | 27.3102 | 硬腭射频消融术 | 口腔科 | |
| 203 | 27.4200 | 唇病损广泛切除术 | 口腔科 | |
| 204 | 27.4902 | 颌面区病损切除术 | 口腔科 | |
| 205 | 27.4906 | 口腔病损切除术 | 口腔科 | 2-31 |
| 206 | 27.5400 | 裂唇修补术 | 整形外科 | |
| 207 | 27.5401 | 唇裂二期修复术 | 整形外科 | |
| 208 | 27.5903 | 唇成形术 | 整形外科 | |
| 209 | 27.5909 | 唇瘢痕松解术 | 整形外科 | |
| 210 | 27.5910 | 口成形术 | 整形外科 | |
| 211 | 27.7202 | 悬雍垂激光切除术 | 整形外科 | |
| 212 | 27.9903 | 颊脂垫修复术 | 整形外科 | |
| 213 | 28.2x00 | 扁桃体切除术不伴腺样增殖体切除术 | 耳鼻喉科 | |
| 214 | 28.2x00x002 | 扁桃体切除术 | 儿科 | 1-29 |
| 215 | 28.2x04 | 内镜下扁桃体切除术 | 耳鼻喉科 | |
| 216 | 28.3x00 | 扁桃体切除术伴腺样增殖体切除术 | 耳鼻喉科 | |
| 217 | 28.6x00 | 腺样增殖体切除术不伴扁桃体切除术 | 耳鼻喉科 | 2-26 |
| 218 | 28.6x00x001 | 鼻内镜下经鼻腺样体切除术 | 耳鼻喉科 | |
| 219 | 28.6x00x002 | 腺样体切除术 | 耳鼻喉科 | |
| 220 | 28.6x00x005 | 鼻内镜下腺样体消融术 | 耳鼻喉科 | |
| 221 | 28.6x02 | 内镜下腺样体切除术 | 耳鼻喉科 | |
| 222 | 29.3900x001 | 鼻咽病损切除术 | 耳鼻喉科 | |
| 223 | 29.3900x012 | 咽部病损激光烧灼术 | 耳鼻喉科 | |
| 224 | 29.3901 | 咽部病损切除术 | 耳鼻喉科 | 2-27，2-32 |

| 序号 | ICD-9-CM-3 编码<br>（国家临床版 3.0） | ICD-9-CM-3 名称<br>（国家临床版 3.0） | 专业 | 前两批对应序号 |
|---|---|---|---|---|
| 225 | 29.3908 | 内镜下鼻咽病损切除术 | 耳鼻喉科 | 2-30 |
| 226 | 30.0900x021 | 会厌病损切除术 | 耳鼻喉科 | 2-29, 1-42 |
| 227 | 30.0901 | 声带病损切除术［诊断为声带息肉（J38.102）］ | 耳鼻喉科 | 1-43 |
| 228 | 30.0903 | 内镜下会厌病损切除术 | 耳鼻喉科 | 2-29, 1-42 |
| 229 | 30.0904 | 内镜下会厌病损激光切除术 | 耳鼻喉科 | 2-29, 1-42 |
| 230 | 30.0905 | 内镜下声带病损切除术［诊断为声带息肉<br>（J38.102）］ | 耳鼻喉科 | 1-43 |
| 231 | 30.0906 | 内镜下声带病损激光切除术［诊断为声带息肉<br>（J38.102）］ | 耳鼻喉科 | 1-43 |
| 232 | 30.0911 | 支撑喉镜下喉病损切除术 | 耳鼻喉科 | 2-28 |
| 233 | 31.9302 | 喉支架置换术 | 耳鼻喉科 | |
| 234 | 34.2300 | 胸壁活组织检查 | 胸外科 | |
| 235 | 34.2301 | 胸腔镜下胸壁活组织检查术 | 胸外科 | |
| 236 | 34.4x00 | 胸壁病损的切除术或破坏术 | 胸外科 | |
| 237 | 34.4x01 | 胸壁病损切除术 | 胸外科 | |
| 238 | 34.7101 | 胸壁清创缝合术 | 胸外科 | |
| 239 | 38.0301 | 上肢静脉取栓术 | 血管外科 | |
| 240 | 38.3300 | 上肢血管部分切除伴吻合术 | 血管外科 | |
| 241 | 38.5300 | 上肢血管静脉曲张的结扎术和剥脱术 | 血管外科 | |
| 242 | 38.5900 | 下肢静脉曲张的结扎术和剥脱术 | 血管外科 | |
| 243 | 38.5900x003 | 大隐静脉主干激光闭合术 | 普通外科 | 1-2 |
| 244 | 38.5900x005 | 下肢静脉剥脱术 | 血管外科 | |
| 245 | 38.5900x008 | 大隐静脉高位结扎电凝术 | 血管外科 | |
| 246 | 38.5901 | 大隐静脉高位结扎和剥脱术 | 普通外科 | 1-3 |
| 247 | 38.5902 | 大隐静脉曲张结扎术 | 血管外科 | |
| 248 | 38.5903 | 大隐静脉曲张剥脱术 | 血管外科 | |
| 249 | 38.5905 | 小隐静脉曲张剥脱术 | 血管外科 | |
| 250 | 38.5906 | 小隐静脉高位结扎和剥脱术 | 血管外科 | |
| 251 | 38.5907 | 大隐静脉曲张分段切除术 | 血管外科 | |
| 252 | 38.6000x012 | 血管病损切除术 | 血管外科 | |
| 253 | 38.6000x013 | 血管球瘤切除术 | 血管外科 | |
| 254 | 38.6302 | 上肢血管病损切除术 | 血管外科 | |
| 255 | 38.7x04 | 下腔静脉滤器置入术 | 血管外科 | |
| 256 | 38.8603 | 胆囊动脉结扎术 | 血管外科 | |
| 257 | 39.4900x006 | 上肢人工血管血栓切除术 | 血管外科 | |
| 258 | 39.5000x019 | 头臂静脉球囊扩张成形术 | 血管外科 | |
| 259 | 39.5000x025 | 上肢静脉球囊扩张成形术 | 血管外科 | |
| 260 | 39.5000x032 | 动静脉造瘘后球囊扩张（用于肾透析） | 血管外科 | |
| 261 | 39.5300x015 | 人工动静脉瘘切除术 | 血管外科 | |

（续表）

| 序号 | ICD-9-CM-3 编码<br>（国家临床版3.0） | ICD-9-CM-3 名称<br>（国家临床版3.0） | 专业 | 前两批对应序号 |
|------|------|------|------|------|
| 262 | 39.7900x038 | 经皮上肢人工血管取栓术 | 血管外科 | |
| 263 | 39.7907 | 经导管上肢血管栓塞术 | 血管外科 | |
| 264 | 39.9000 | 周围（非冠状的）血管非药物洗脱支架置入 | 血管外科 | |
| 265 | 39.9000x012 | 锁骨下静脉支架置入术 | 血管外科 | |
| 266 | 39.9000x035 | 头臂静脉非药物洗脱支架置入术 | 血管外科 | |
| 267 | 39.9005 | 上腔静脉支架置入术 | 血管外科 | |
| 268 | 39.9014 | 无名静脉支架置入术 | 血管外科 | |
| 269 | 40.1100x003 | 腹腔镜下淋巴结活检术 | 普通外科 | |
| 270 | 40.1100x004 | 纵隔镜下淋巴结活检术 | 普通外科 | |
| 271 | 40.2900x022 | 淋巴结切除术 | 普通外科 | |
| 272 | 40.2901 | 锁骨上淋巴结切除术 | 普通外科 | |
| 273 | 40.2906 | 腹腔淋巴结切除术 | 普通外科 | |
| 274 | 40.2910 | 淋巴管瘤切除术 | 普通外科 | |
| 275 | 40.3x00x002 | 淋巴结区域性切除术 | 普通外科 | |
| 276 | 44.4403 | 经导管胃动脉栓塞术 | 血管外科 | |
| 277 | 45.2501 | 结肠镜下大肠活组织检查 | 普通外科 | |
| 278 | 45.4200x003 | 纤维结肠镜下结肠息肉切除术 | 消化内科 | 1-25，1-26 |
| 279 | 45.4900x005 | 结肠病损激光烧灼术 | 普通外科 | |
| 280 | 47.0100 | 腹腔镜下阑尾切除术 | 普通外科 | |
| 281 | 47.0901 | 阑尾切除术 | 普通外科 | |
| 282 | 47.0902 | 阑尾残端切除术 | 普通外科 | |
| 283 | 48.3508 | 内镜下直肠病损切除术 | 消化内科 | 1-27 |
| 284 | 48.3601 | 直肠息肉切除术 | 普通外科 | |
| 285 | 48.4105 | 直肠黏膜切除术 | 普通外科 | |
| 286 | 48.8101 | 直肠周围脓肿切开引流术 | 普通外科 | 2-36 |
| 287 | 49.0100 | 肛周脓肿切开术 | 普通外科 | |
| 288 | 49.0100x004 | 肛周脓肿切开引流术 | 普通外科 | 2-37 |
| 289 | 49.0101 | 肛周脓肿穿刺抽吸术 | 普通外科 | |
| 290 | 49.0400x009 | 肛周病损切除术 | 普通外科 | |
| 291 | 49.0401 | 肛周脓肿切除术 | 普通外科 | |
| 292 | 49.0402 | 肛门周围组织切除术 | 普通外科 | |
| 293 | 49.1100 | 肛门瘘管切开术 | 普通外科 | 2-35 |
| 294 | 49.3901 | 肛裂切除术 | 普通外科 | |
| 295 | 49.3903 | 肛裂切开挂线术 | 普通外科 | |
| 296 | 49.3904 | 肛门病损激光切除术 | 普通外科 | |
| 297 | 49.3905 | 肛门病损切除术 | 普通外科 | |
| 298 | 49.3906 | 肛乳头切除术 | 普通外科 | |
| 299 | 49.4500 | 痔结扎术 | 普通外科 | |

（续表）

| 序号 | ICD-9-CM-3 编码<br>（国家临床版3.0） | ICD-9-CM-3 名称<br>（国家临床版3.0） | 专业 | 前两批对应序号 |
|---|---|---|---|---|
| 300 | 49.4600 | 痔切除术 | 普通外科 | 2-38 |
| 301 | 49.4701 | 血栓痔剥离术 | 普通外科 | |
| 302 | 49.4900x003 | 吻合器痔上黏膜环切术 | 普通外科 | 2-39 |
| 303 | 49.4901 | 痔上直肠黏膜环形切除吻合术（PPH术） | 普通外科 | 2-40 |
| 304 | 49.7301 | 肛瘘挂线术 | 普通外科 | 1-1 |
| 305 | 51.2300 | 腹腔镜下胆囊切除术 | 普通外科 | |
| 306 | 51.9600x001 | 经皮胆总管结石取出术 | 普通外科 | |
| 307 | 51.9800x005 | 经皮胆道镜下取石术 | 普通外科 | |
| 308 | 53.0000 | 腹股沟疝单侧修补术 | 普通外科 | 1-4，1-5 |
| 309 | 53.0001 | 单侧腹股沟疝修补术 | 普通外科 | 1-4，1-5 |
| 310 | 53.0002 | 腹腔镜下单侧腹股沟疝修补术 | 普通外科 | 1-4，1-5 |
| 311 | 53.0100 | 其他和开放性腹股沟直疝修补术 | 普通外科 | 1-4，1-5 |
| 312 | 53.0100x001 | 单侧腹股沟直疝疝囊高位结扎术 | 普通外科 | 2-41，1-4，1-5 |
| 313 | 53.0101 | 单侧腹股沟直疝修补术 | 普通外科 | 1-4，1-5 |
| 314 | 53.0102 | 单侧腹股沟直疝斜疝修补术 | 普通外科 | 1-4，1-5 |
| 315 | 53.0200 | 其他和开放性腹股沟斜疝修补术 | 普通外科 | 1-4，1-5 |
| 316 | 53.0201 | 单侧腹股沟斜疝修补术 | 普通外科 | 1-4，1-5 |
| 317 | 53.0202 | 单侧腹股沟斜疝疝囊高位结扎术 | 普通外科 | 2-42，1-4，1-5 |
| 318 | 53.0203 | 腹腔镜下单侧腹股沟疝修补术 | 普通外科 | 1-4，1-5 |
| 319 | 53.0204 | 腹腔镜下单侧腹股沟斜疝疝囊高位结扎术 | 普通外科 | 2-43，1-4，1-5 |
| 320 | 53.0300 | 用移植物或假体的其他和开放性腹股沟直疝修补术 | 普通外科 | 1-4，1-5 |
| 321 | 53.0301 | 单侧腹股沟直疝斜疝无张力修补术 | 普通外科 | 1-4，1-5 |
| 322 | 53.0302 | 单侧腹股沟直疝无张力修补术 | 普通外科 | 1-4，1-5 |
| 323 | 53.0400 | 用移植物或假体的其他和开放性腹股沟斜疝修补术 | 普通外科 | 1-4，1-5 |
| 324 | 53.0401 | 单侧腹股沟斜疝无张力修补术 | 普通外科 | 1-4，1-5 |
| 325 | 53.0500 | 用移植物或假体的腹股沟疝修补术 | 普通外科 | 1-4，1-5 |
| 326 | 53.0501 | 单侧腹股沟疝无张力修补术 | 普通外科 | 1-4，1-5 |
| 327 | 53.1000 | 双侧腹股沟疝修补术 | 普通外科 | |
| 328 | 53.1101 | 双侧腹股沟直疝修补术 | 普通外科 | |
| 329 | 53.1201 | 双侧腹股沟斜疝修补术 | 普通外科 | |
| 330 | 53.2101 | 单侧股疝无张力修补术 | 普通外科 | |
| 331 | 53.2901 | 单侧股疝修补术 | 普通外科 | |
| 332 | 53.3101 | 双侧股疝无张力修补术 | 普通外科 | |
| 333 | 53.4101 | 脐疝无张力修补术 | 普通外科 | |
| 334 | 53.4901 | 脐疝修补术 | 普通外科 | 2-44 |
| 335 | 53.5100 | 切口疝修补术 | 普通外科 | |
| 336 | 53.5900x001 | 腹壁白线疝修补术 | 普通外科 | |

（续表）

| 序号 | ICD-9-CM-3 编码（国家临床版3.0） | ICD-9-CM-3 名称（国家临床版3.0） | 专业 | 前两批对应序号 |
|---|---|---|---|---|
| 337 | 53.5901 | 腹壁疝修补术 | 普通外科 | |
| 338 | 53.6101 | 腹壁切口疝无张力修补术 | 普通外科 | |
| 339 | 54.0x00x004 | 腹壁脓肿切开引流术 | 普通外科 | |
| 340 | 54.2201 | 腹壁活组织检查 | 普通外科 | |
| 341 | 54.2300x003 | 腹膜后活检术 | 普通外科 | |
| 342 | 54.2300x005 | 腹腔镜下腹膜活组织检查 | 普通外科 | |
| 343 | 54.2400x001 | 腹内病损穿刺活检 | 普通外科 | |
| 344 | 54.3x00 | 腹壁或脐病损或组织的切除术或破坏术 | 普通外科 | |
| 345 | 54.3x00x027 | 脐病损切除术 | 儿科 | 1-30，1-31，1-32 |
| 346 | 54.3x01 | 腹壁病损切除术 | 普通外科 | |
| 347 | 54.3x03 | 腹股沟病损切除术 | 普通外科 | |
| 348 | 54.3x04 | 脐切除术 | 普通外科 | |
| 349 | 54.3x08 | 腹壁瘢痕切除术 | 普通外科 | |
| 350 | 55.0105 | 肾囊肿去顶术 | 泌尿外科 | 2-53 |
| 351 | 55.0300x005 | 经皮肾造口术 | 泌尿外科 | |
| 352 | 55.0400x005 | 经皮肾镜超声碎石取石术（Ⅱ期）（再次住院） | 泌尿外科 | 1-17 |
| 353 | 55.0400x008 | 经皮肾镜超声碎石取石术（Ⅱ期）（同次住院） | 泌尿外科 | 1-17 |
| 354 | 55.9601 | 肾囊肿硬化剂注射术 | 泌尿外科 | 2-68 |
| 355 | 56.0x06 | 经尿道输尿管/肾盂激光碎石取石术 | 泌尿外科 | 1-18 |
| 356 | 56.0x07 | 经尿道输尿管/肾盂气压弹道碎石取石术 | 泌尿外科 | 1-19 |
| 357 | 56.0x08 | 经尿道输尿管/肾盂超声碎石取石术 | 泌尿外科 | 1-20 |
| 358 | 56.2x00 | 输尿管切开术 | 泌尿外科 | |
| 359 | 56.3100 | 输尿管镜检查 | 泌尿外科 | |
| 360 | 56.3300 | 闭合性内镜下输尿管组织检查 | 泌尿外科 | |
| 361 | 56.3300x003 | 经皮肾镜输尿管活检术 | 泌尿外科 | |
| 362 | 56.4103 | 输尿管口囊肿切除术 | 泌尿外科 | |
| 363 | 56.4106 | 内镜下输尿管病损切除术 | 泌尿外科 | |
| 364 | 56.9100 | 输尿管口扩张 | 泌尿外科 | |
| 365 | 56.9101 | 膀胱镜下输尿管口扩张术 | 泌尿外科 | |
| 366 | 57.0x00 | 经尿道膀胱清除术 | 泌尿外科 | 2-64 |
| 367 | 57.0x00x002 | 经尿道膀胱镜膀胱碎石钳碎石术 | 泌尿外科 | 2-64 |
| 368 | 57.0x00x003 | 经尿道膀胱镜膀胱异物取出术 | 泌尿外科 | 2-64 |
| 369 | 57.0x00x005 | 经尿道膀胱镜膀胱取石术 | 泌尿外科 | 2-64 |
| 370 | 57.0x00x006 | 经尿道膀胱镜膀胱血块清除术 | 泌尿外科 | 2-64 |
| 371 | 57.0x00x007 | 经尿道膀胱镜膀胱激光碎石术 | 泌尿外科 | 2-64 |
| 372 | 57.0x00x008 | 经尿道膀胱镜膀胱超声碎石取石术 | 泌尿外科 | 2-64 |
| 373 | 57.0x00x009 | 经尿道膀胱镜膀胱气压弹道碎石取石术 | 泌尿外科 | 2-64 |
| 374 | 57.0x00x010 | 经尿道膀胱镜膀胱超声碎石术 | 泌尿外科 | 2-64 |

| 序号 | ICD-9-CM-3 编码<br>（国家临床版3.0） | ICD-9-CM-3 名称<br>（国家临床版3.0） | 专业 | 前两批对应序号 |
|---|---|---|---|---|
| 375 | 57.0x00x011 | 经尿道膀胱镜膀胱气压弹道碎石术 | 泌尿外科 | 2-64 |
| 376 | 57.0x00x012 | 经尿道膀胱镜膀胱激光碎石取石术 | 泌尿外科 | 2-64 |
| 377 | 57.0x00x013 | 经尿道膀胱镜膀胱碎石钳碎石取石术 | 泌尿外科 | 2-64 |
| 378 | 57.0x01 | 经尿道膀胱引流术 | 泌尿外科 | 2-64 |
| 379 | 57.0x02 | 经尿道膀胱异物取出术 | 泌尿外科 | 2-64 |
| 380 | 57.0x03 | 经尿道膀胱取石术 | 泌尿外科 | 2-64 |
| 381 | 57.0x04 | 经尿道膀胱血块清除术 | 泌尿外科 | 2-64 |
| 382 | 57.0x05 | 经尿道膀胱超声碎石术 | 泌尿外科 | 2-64 |
| 383 | 57.0x06 | 经尿道膀胱激光碎石术 | 泌尿外科 | 2-64 |
| 384 | 57.0x07 | 经尿道膀胱气压弹道碎石术 | 泌尿外科 | 2-64 |
| 385 | 57.0x08 | 经尿道膀胱碎石钳碎石取石术 | 泌尿外科 | 2-64 |
| 386 | 57.1700 | 经皮膀胱造口术 | 泌尿外科 | |
| 387 | 57.2200 | 膀胱造口修复术 | 泌尿外科 | |
| 388 | 57.3400x002 | 直视下膀胱活检术 | 泌尿外科 | |
| 389 | 58.0x00 | 尿道切开术 | 泌尿外科 | |
| 390 | 58.1x00 | 尿道口切开术 | 泌尿外科 | |
| 391 | 58.1x01 | 尿道外口切开术 | 泌尿外科 | |
| 392 | 58.3103 | 经尿道尿道狭窄电切术 | 泌尿外科 | |
| 393 | 58.3901 | 尿道病损切除术 | 泌尿外科 | 2-52 |
| 394 | 58.3906 | 尿道口病损切除术 | 泌尿外科 | 2-59 |
| 395 | 58.4700 | 尿道口成形术 | 泌尿外科 | |
| 396 | 58.5x00x002 | 经尿道尿道切开术 | 泌尿外科 | |
| 397 | 58.5x02 | 内镜下尿道内口切开术 | 泌尿外科 | |
| 398 | 58.5x03 | 尿道内口切开术 | 泌尿外科 | |
| 399 | 58.6x00 | 尿道扩张 | 泌尿外科 | 2-54 |
| 400 | 58.9201 | 尿道旁病损切除术 | 泌尿外科 | |
| 401 | 59.7900x002 | 经阴道无张力尿道悬吊术（TVT） | 泌尿外科 | 1-24 |
| 402 | 59.8x00x001 | 膀胱镜下输尿管扩张术 | 泌尿外科 | 2-49 |
| 403 | 59.8x03 | 经尿道输尿管支架置入术 | 泌尿外科 | 2-48 |
| 404 | 59.9900x002 | 输尿管支架取出术 | 泌尿外科 | |
| 405 | 59.9901 | 输尿管支架置换术 | 泌尿外科 | |
| 406 | 60.1100x002 | 超声引导下前列腺穿刺活检 | 泌尿外科 | |
| 407 | 60.1100x003 | 经会阴前列腺穿刺活检术 | 泌尿外科 | 2-67 |
| 408 | 60.1101 | 经直肠前列腺穿刺活组织检查 | 泌尿外科 | 2-67 |
| 409 | 60.1901 | 精囊镜探查术 | 泌尿外科 | 2-63 |
| 410 | 60.6201 | 经会阴前列腺冷冻切除术 | 泌尿外科 | |
| 411 | 60.9500 | 经尿道球囊前列腺尿道扩张 | 泌尿外科 | |
| 412 | 61.0x02 | 阴囊切开引流术 | 泌尿外科 | |

（续表）

| 序号 | ICD-9-CM-3 编码<br>（国家临床版3.0） | ICD-9-CM-3 名称<br>（国家临床版3.0） | 专业 | 前两批对应序号 |
|---|---|---|---|---|
| 413 | 61.2x00 | 睾丸鞘膜积液切除术 | 泌尿外科 | 2-55 |
| 414 | 61.2x01 | 睾丸鞘膜部分切除术 | 泌尿外科 | |
| 415 | 61.2x02 | 睾丸鞘膜切除术 | 泌尿外科 | |
| 416 | 61.3x00 | 阴囊病损或阴囊组织切除术或破坏术 | 泌尿外科 | |
| 417 | 61.3x02 | 阴囊部分切除术 | 泌尿外科 | |
| 418 | 61.3x03 | 阴囊病损切除术 | 泌尿外科 | 2-57 |
| 419 | 61.4900 | 阴囊和睾丸鞘膜的其他修补术 | 泌尿外科 | 1-21 |
| 420 | 61.4900x002 | 鞘膜高位结扎术 | 泌尿外科 | |
| 421 | 61.4901 | 睾丸鞘状突高位结扎术 | 泌尿外科 | |
| 422 | 61.4904 | 睾丸鞘膜翻转术 | 泌尿外科 | |
| 423 | 62.0x00 | 睾丸切开术 | 泌尿外科 | |
| 424 | 62.0x00x001 | 睾丸切开探查术 | 泌尿外科 | |
| 425 | 62.1100 | 闭合性（经皮）（针吸）睾丸活组织检查 | 泌尿外科 | 2-65 |
| 426 | 62.1200 | 开放性睾丸活组织检查 | 泌尿外科 | 2-66 |
| 427 | 62.2x01 | 睾丸病损切除术 | 泌尿外科 | |
| 428 | 62.3x00 | 单侧睾丸切除术 | 泌尿外科 | |
| 429 | 62.3x01 | 单侧睾丸附睾切除术 | 泌尿外科 | |
| 430 | 62.3x03 | 单侧隐睾切除术 | 泌尿外科 | |
| 431 | 62.4100x004 | 双侧睾丸切除术 | 泌尿外科 | |
| 432 | 62.4101 | 双侧睾丸附睾切除术 | 泌尿外科 | |
| 433 | 62.4102 | 双侧睾丸根治性切除术 | 泌尿外科 | |
| 434 | 62.4104 | 双侧隐睾切除术 | 泌尿外科 | |
| 435 | 62.5x00 | 睾丸固定术 | 泌尿外科 | 1-22 |
| 436 | 62.9900x001 | 显微镜下睾丸切开取精术 | 泌尿外科 | 2-56 |
| 437 | 63.1x00 | 精索静脉曲张和精索积液切除术 | 泌尿外科 | |
| 438 | 63.1x00x003 | 精索鞘膜高位结扎术 | 泌尿外科 | |
| 439 | 63.1x01 | 精索静脉高位结扎术 | 泌尿外科 | 1-23，2-58 |
| 440 | 63.1x02 | 精索鞘膜积液切除术 | 泌尿外科 | |
| 441 | 63.1x03 | 腹腔镜精索静脉高位结扎术 | 泌尿外科 | |
| 442 | 63.2x00 | 附睾囊肿切除术 | 泌尿外科 | |
| 443 | 63.3x01 | 精索病损切除术 | 泌尿外科 | |
| 444 | 63.3x03 | 附睾病损切除术 | 泌尿外科 | 2-60 |
| 445 | 63.4x00 | 附睾切除术 | 泌尿外科 | |
| 446 | 63.6x00x001 | 输精管探查术 | 泌尿外科 | |
| 447 | 63.7000x001 | 男性绝育术 | 泌尿外科 | |
| 448 | 63.7101 | 输精管切断术 | 泌尿外科 | |
| 449 | 63.8200x001 | 输精管吻合术 | 泌尿外科 | |
| 450 | 63.8300 | 附睾输精管吻合术 | 泌尿外科 | 2-62 |

| 序号 | ICD-9-CM-3 编码<br>（国家临床版 3.0） | ICD-9-CM-3 名称<br>（国家临床版 3.0） | 专业 | 前两批对应序号 |
|---|---|---|---|---|
| 451 | 63.9900x001 | 经尿道精囊镜输精管梗阻疏通术 | 泌尿外科 | |
| 452 | 63.9900x002 | 经尿道射精管切开术 | 泌尿外科 | |
| 453 | 64.2x00x008 | 龟头病损切除术 | 泌尿外科 | |
| 454 | 64.2x01 | 阴茎病损切除术 | 泌尿外科 | 2-61 |
| 455 | 64.4100 | 阴茎裂伤缝合术 | 泌尿外科 | |
| 456 | 65.2501 | 腹腔镜卵巢病损切除术 | 妇产科 | 1-28 |
| 457 | 65.2900x011 | 卵巢囊肿穿刺术 | 妇产科 | |
| 458 | 67.0x00x002 | 子宫颈粘连松解术 | 妇产科 | |
| 459 | 67.2x00 | 子宫颈锥形切除术 | 妇产科 | 2-69 |
| 460 | 67.3201 | 子宫颈环形电切术 | 妇产科 | |
| 461 | 67.3202 | 子宫颈锥形电切术 | 妇产科 | 2-69 |
| 462 | 67.3203 | 宫腔镜子宫颈病损电切术 | 妇产科 | |
| 463 | 67.3901 | 子宫颈内膜旋切术 | 妇产科 | |
| 464 | 67.3902 | 宫腔镜子宫颈病损切除术 | 妇产科 | |
| 465 | 67.4x01 | 子宫颈部分切除术 | 妇产科 | |
| 466 | 67.5901 | 经阴道子宫颈环扎术 | 妇产科 | |
| 467 | 68.2204 | 宫腔镜子宫隔膜切开术 | 妇产科 | |
| 468 | 68.2206 | 宫腔镜子宫隔膜切除术 | 妇产科 | |
| 469 | 68.2300 | 子宫内膜切除术 | 妇产科 | |
| 470 | 68.2301 | 子宫内膜射频消融术 | 妇产科 | |
| 471 | 68.2302 | 宫腔镜子宫内膜切除术 | 妇产科 | |
| 472 | 68.2900x031 | 子宫病损电凝术 | 妇产科 | |
| 473 | 68.2903 | 子宫内膜病损切除术 | 妇产科 | |
| 474 | 68.2914 | 宫腔镜子宫病损射频消融术 | 妇产科 | |
| 475 | 68.2915 | 宫腔镜子宫内膜病损切除术 | 妇产科 | |
| 476 | 68.2916 | 宫腔镜子宫内膜成形术 | 妇产科 | |
| 477 | 68.2917 | 宫腔镜子宫病损切除术 | 妇产科 | |
| 478 | 69.1906 | 努克氏管积水鞘膜切除术 | 妇产科 | |
| 479 | 69.9500 | 子宫颈切开术 | 妇产科 | |
| 480 | 70.3300 | 阴道病损切除术或破坏术 | 妇产科 | |
| 481 | 70.3300x003 | 阴道病损电切术 | 妇产科 | |
| 482 | 70.3301 | 阴道病损切除术 | 妇产科 | |
| 483 | 70.3303 | 阴道囊肿袋形缝合术 | 妇产科 | |
| 484 | 70.7100 | 阴道裂伤缝合术 | 妇产科 | |
| 485 | 71.0100x002 | 小阴唇粘连松解术 | 妇产科 | |
| 486 | 71.3x00x007 | 女性会阴部瘢痕切除术 | 妇产科 | |
| 487 | 71.3x04 | 外阴病损切除术 | 妇产科 | |
| 488 | 75.6902 | 近期产科会阴裂伤修补术 | 妇产科 | |

（续表）

| 序号 | ICD-9-CM-3 编码<br>（国家临床版3.0） | ICD-9-CM-3 名称<br>（国家临床版3.0） | 专业 | 前两批对应序号 |
|---|---|---|---|---|
| 489 | 76.6901 | 颌骨修整术 | 口腔科 | |
| 490 | 77.4000 | 骨活组织检查 | 骨科 | 2-74 |
| 491 | 77.4100 | 肩胛骨，锁骨和胸廓（肋骨和胸骨）活组织检查 | 骨科 | 2-74 |
| 492 | 77.4101 | 肩胛骨活组织检查 | 骨科 | 2-74 |
| 493 | 77.4102 | 锁骨活组织检查 | 骨科 | 2-74 |
| 494 | 77.4103 | 肋骨活组织检查 | 骨科 | 2-74 |
| 495 | 77.4104 | 胸骨活组织检查 | 骨科 | 2-74 |
| 496 | 77.4200 | 肱骨活组织检查 | 骨科 | 2-74 |
| 497 | 77.4300 | 桡骨和尺骨活组织检查 | 骨科 | 2-74 |
| 498 | 77.4301 | 桡骨活组织检查 | 骨科 | 2-74 |
| 499 | 77.4302 | 尺骨活组织检查 | 骨科 | 2-74 |
| 500 | 77.4400 | 腕骨和掌骨活组织检查 | 骨科 | 2-74 |
| 501 | 77.4401 | 腕骨活组织检查 | 骨科 | 2-74 |
| 502 | 77.4402 | 掌骨活组织检查 | 骨科 | 2-74 |
| 503 | 77.4500 | 股骨活组织检查 | 骨科 | 2-74 |
| 504 | 77.4600 | 髌骨活组织检查 | 骨科 | 2-74 |
| 505 | 77.4700 | 胫骨和腓骨活组织检查 | 骨科 | 2-74 |
| 506 | 77.4701 | 胫骨活组织检查 | 骨科 | 2-74 |
| 507 | 77.4702 | 腓骨活组织检查 | 骨科 | 2-74 |
| 508 | 77.4800 | 跗骨和跖骨活组织检查 | 骨科 | 2-74 |
| 509 | 77.4800x001 | 距骨活检术 | 骨科 | 2-74 |
| 510 | 77.4800x002 | 跟骨活检术 | 骨科 | 2-74 |
| 511 | 77.4800x003 | 楔骨活检术 | 骨科 | 2-74 |
| 512 | 77.4801 | 跗骨活组织检查 | 骨科 | 2-74 |
| 513 | 77.4802 | 跖骨活组织检查 | 骨科 | 2-74 |
| 514 | 77.4900 | 其他骨活组织检查 | 骨科 | 2-74 |
| 515 | 77.4900x007 | 髂骨活检术 | 骨科 | 2-74 |
| 516 | 77.4901 | 骨盆组织检查 | 骨科 | 2-74 |
| 517 | 77.4902 | 指骨活组织检查 | 骨科 | 2-74 |
| 518 | 77.4903 | 趾骨活组织检查 | 骨科 | 2-74 |
| 519 | 77.4904 | 椎骨活组织检查 | 骨科 | 2-74 |
| 520 | 77.6000 | 骨病损或组织的局部切除术 | 骨科 | |
| 521 | 77.6102 | 锁骨病损切除术 | 骨科 | |
| 522 | 77.6201 | 肱骨病损切除术 | 骨科 | |
| 523 | 77.6301 | 桡骨病损切除术 | 骨科 | |
| 524 | 77.6401 | 腕骨病损切除术 | 骨科 | |
| 525 | 77.6402 | 掌骨病损切除术 | 骨科 | |
| 526 | 77.6501 | 股骨病损切除术 | 骨科 | |

（续表）

| 序号 | ICD-9-CM-3 编码<br>（国家临床版3.0） | ICD-9-CM-3 名称<br>（国家临床版3.0） | 专业 | 前两批对应序号 |
|---|---|---|---|---|
| 527 | 77.6701 | 胫骨病损切除术 | 骨科 | |
| 528 | 77.6800x001 | 距骨病损切除术 | 骨科 | |
| 529 | 77.6800x002 | 跟骨病损切除术 | 骨科 | |
| 530 | 77.6902 | 指骨病损切除术 | 骨科 | |
| 531 | 77.6903 | 趾骨病损切除术 | 骨科 | |
| 532 | 77.8401 | 腕骨部分切除术 | 骨科 | |
| 533 | 77.9804 | 跖骨切除术 | 骨科 | |
| 534 | 78.0401 | 腕骨植骨术 | 骨科 | |
| 535 | 78.0902 | 指骨植骨术 | 骨科 | |
| 536 | 78.1700 | 胫骨和腓骨使用外固定装置 | 骨科 | |
| 537 | 78.1701 | 胫骨外固定术 | 骨科 | |
| 538 | 78.5400x005 | 掌骨钢板内固定术 | 骨科 | |
| 539 | 78.5900x031 | 指骨钢针内固定术 | 骨科 | |
| 540 | 78.5902 | 指骨内固定术 | 骨科 | |
| 541 | 78.6000 | 骨置入装置去除 | 骨科 | 2-73 |
| 542 | 78.6100 | 肩胛骨，锁骨和胸廓（肋骨和胸骨）置入装置去除 | 骨科 | 2-73 |
| 543 | 78.6100x004 | 肩锁关节内固定物取出术 | 骨科 | 2-73 |
| 544 | 78.6101 | 肩胛骨内固定装置去除术 | 骨科 | 2-73 |
| 545 | 78.6102 | 肩胛骨外固定装置去除术 | 骨科 | 2-73 |
| 546 | 78.6103 | 锁骨内固定装置去除术 | 骨科 | 2-73 |
| 547 | 78.6104 | 锁骨外固定装置去除术 | 骨科 | 2-73 |
| 548 | 78.6105 | 肋骨内固定装置去除术 | 骨科 | 2-73 |
| 549 | 78.6106 | 肋骨外固定装置去除术 | 骨科 | 2-73 |
| 550 | 78.6107 | 胸骨内固定装置去除术 | 骨科 | 2-73 |
| 551 | 78.6108 | 胸骨外固定装置去除术 | 骨科 | 2-73 |
| 552 | 78.6200 | 肱骨置入装置去除 | 骨科 | 2-73 |
| 553 | 78.6201 | 肱骨内固定装置去除术 | 骨科 | 2-73 |
| 554 | 78.6202 | 肱骨外固定装置去除术 | 骨科 | 2-73 |
| 555 | 78.6300 | 桡骨和尺骨置入装置去除 | 骨科 | 2-73 |
| 556 | 78.6301 | 桡骨内固定装置去除术 | 骨科 | 2-73 |
| 557 | 78.6302 | 桡骨外固定装置去除术 | 骨科 | 2-73 |
| 558 | 78.6303 | 尺骨内固定装置去除术 | 骨科 | 2-73 |
| 559 | 78.6304 | 尺骨外固定装置去除术 | 骨科 | 2-73 |
| 560 | 78.6400 | 腕骨和掌骨置入装置去除 | 骨科 | 2-73 |
| 561 | 78.6401 | 腕骨内固定装置去除术 | 骨科 | 2-73 |
| 562 | 78.6402 | 腕骨外固定装置去除术 | 骨科 | 2-73 |
| 563 | 78.6403 | 掌骨内固定装置去除术 | 骨科 | 2-73 |
| 564 | 78.6404 | 掌骨外固定装置去除术 | 骨科 | 2-73 |

（续表）

| 序号 | ICD-9-CM-3 编码<br>（国家临床版3.0） | ICD-9-CM-3 名称<br>（国家临床版3.0） | 专业 | 前两批对应序号 |
|------|------|------|------|------|
| 565 | 78.6502 | 股骨外固定装置去除术 | 骨科 | 2-73 |
| 566 | 78.6600 | 髌骨置入装置去除 | 骨科 | 2-73 |
| 567 | 78.6600x002 | 膝关节内固定物取出术 | 骨科 | 2-73 |
| 568 | 78.6600x003 | 膝关节镜下内固定物取出术 | 骨科 | 2-73 |
| 569 | 78.6601 | 髌骨内固定装置去除术 | 骨科 | 2-73 |
| 570 | 78.6602 | 髌骨外固定装置去除术 | 骨科 | 2-73 |
| 571 | 78.6700 | 胫骨和腓骨置入装置去除 | 骨科 | 2-73 |
| 572 | 78.6701 | 胫骨内固定装置去除术 | 骨科 | 2-73 |
| 573 | 78.6702 | 胫骨外固定装置去除术 | 骨科 | 2-73 |
| 574 | 78.6703 | 腓骨内固定装置去除术 | 骨科 | 2-73 |
| 575 | 78.6704 | 腓骨外固定装置去除术 | 骨科 | 2-73 |
| 576 | 78.6705 | 踝关节内固定装置去除术 | 骨科 | 2-73 |
| 577 | 78.6706 | 踝关节外固定装置去除术 | 骨科 | 2-73 |
| 578 | 78.6800 | 跗骨和跖骨置入装置去除 | 骨科 | 2-73 |
| 579 | 78.6800x005 | 楔骨内固定物取出术 | 骨科 | 2-73 |
| 580 | 78.6800x006 | 跟骨内固定物取出术 | 骨科 | 2-73 |
| 581 | 78.6801 | 跗骨内固定装置去除术 | 骨科 | 2-73 |
| 582 | 78.6802 | 跗骨外固定装置去除术 | 骨科 | 2-73 |
| 583 | 78.6803 | 跖骨内固定装置去除术 | 骨科 | 2-73 |
| 584 | 78.6804 | 跖骨外固定装置去除术 | 骨科 | 2-73 |
| 585 | 78.6900 | 其他骨置入装置去除 | 骨科 | 2-73 |
| 586 | 78.6900x008 | 髋关节内固定物取出术 | 骨科 | 2-73 |
| 587 | 78.6900x010 | 椎骨内固定物取出术 | 骨科 | 2-73 |
| 588 | 78.6900x016 | 椎骨外固定架去除术 | 骨科 | 2-73 |
| 589 | 78.6902 | 骨盆外固定装置去除术 | 骨科 | 2-73 |
| 590 | 78.6903 | 指骨内固定装置去除术 | 骨科 | 2-73 |
| 591 | 78.6904 | 指骨外固定装置去除术 | 骨科 | 2-73 |
| 592 | 78.6905 | 趾骨内固定装置去除术 | 骨科 | 2-73 |
| 593 | 78.6907 | 脊柱内固定装置去除术 | 骨科 | 2-73 |
| 594 | 78.6908 | 脊柱外固定装置去除术 | 骨科 | 2-73 |
| 595 | 79.1400 | 手指骨折闭合性复位术伴内固定 | 骨科 | |
| 596 | 79.1900x005 | 髌骨骨折闭合复位空心钉内固定术 | 骨科 | 1-13 |
| 597 | 79.2401 | 指骨骨折切开复位术 | 骨科 | |
| 598 | 79.3100x005 | 肱骨骨折切开复位钢板内固定术 | 骨科 | 1-8 |
| 599 | 79.3100x006 | 肱骨骨折切开复位螺钉内固定术 | 骨科 | 1-8 |
| 600 | 79.3200 | 桡骨和尺骨骨折开放性复位术伴内固定 | 骨科 | 1-9，1-10 |
| 601 | 79.3200x001 | 尺骨骨折切开复位钢板内固定术 | 骨科 | 1-9，1-10 |
| 602 | 79.3200x002 | 尺骨骨折切开复位髓内针内固定术 | 骨科 | 1-9，1-10 |

| 序号 | ICD-9-CM-3 编码<br>（国家临床版3.0） | ICD-9-CM-3 名称<br>（国家临床版3.0） | 专业 | 前两批对应序号 |
|---|---|---|---|---|
| 603 | 79.3200x009 | 尺骨骨折切开复位螺钉内固定术 | 骨科 | 1-9，1-10 |
| 604 | 79.3200x010 | 尺骨骨折切开复位钢针内固定术 | 骨科 | 1-9，1-10 |
| 605 | 79.3200x011 | 桡骨骨折切开复位钢板内固定术 | 骨科 | 1-9，1-10 |
| 606 | 79.3200x012 | 桡骨骨折切开复位螺钉内固定术 | 骨科 | 1-9，1-10 |
| 607 | 79.3200x013 | 桡骨骨折切开复位髓内针内固定术 | 骨科 | 1-9，1-10 |
| 608 | 79.3200x014 | 桡骨骨折切开复位钢针内固定术 | 骨科 | 1-9，1-10 |
| 609 | 79.3201 | 桡骨骨折切开复位内固定术 | 骨科 | 1-9，1-10 |
| 610 | 79.3202 | 尺骨骨折切开复位内固定术 | 骨科 | 1-9，1-10 |
| 611 | 80.1200 | 肘关节切开术 | 骨科 | |
| 612 | 80.1603 | 膝关节血肿清除术 | 骨科 | |
| 613 | 80.3100 | 肩关节结构的活组织检查 | 骨科 | |
| 614 | 80.3901 | 胸锁关节活组织检查 | 骨科 | |
| 615 | 80.5100x033 | 椎间盘镜下后入路腰椎间盘切除术 | 骨科 | 2-71 |
| 616 | 80.5100x034 | 椎间盘镜下前入路腰椎间盘切除术 | 骨科 | 2-72 |
| 617 | 80.5110 | 内镜下腰椎间盘切除术 | 骨科 | 2-70 |
| 618 | 80.5111 | 内镜下腰椎髓核切除术 | 骨科 | 1-7 |
| 619 | 80.8602 | 关节镜膝关节病损切除术 | 骨科 | 1-15 |
| 620 | 82.0102 | 手腱鞘切开探查术 | 骨科 | |
| 621 | 82.0902 | 手部软组织切开异物去除术 | 骨科 | |
| 622 | 82.2100 | 手腱鞘病损切除术 | 骨科 | |
| 623 | 82.2101 | 手部腱鞘囊肿切除术 | 骨科 | 1-12 |
| 624 | 82.2200 | 手肌肉病损切除术 | 骨科 | |
| 625 | 82.2900x001 | 手部软组织病损切除术 | 骨科 | |
| 626 | 82.3301 | 手部腱鞘切除术 | 骨科 | |
| 627 | 82.4400x001 | 屈腕肌腱缝合术 | 骨科 | |
| 628 | 82.4400x002 | 屈指肌腱缝合术 | 骨科 | |
| 629 | 82.4500x001 | 拇长伸肌腱缝合术 | 骨科 | |
| 630 | 82.4500x009 | 伸指总肌腱缝合术 | 骨科 | |
| 631 | 82.4500x011 | 伸指肌腱中央束缝合术 | 骨科 | |
| 632 | 82.4500x013 | 伸指肌腱缝合术 | 骨科 | |
| 633 | 82.4501 | 手部伸肌腱缝合术 | 骨科 | |
| 634 | 82.5301 | 手部肌腱止点重建术 | 骨科 | |
| 635 | 82.5601 | 手部肌腱移植术 | 骨科 | |
| 636 | 82.8400 | 槌状指修补术 | 骨科 | |
| 637 | 83.0102 | 腱鞘松解术 | 骨科 | |
| 638 | 83.1301 | 足部肌腱松解术 | 骨科 | |
| 639 | 83.1400 | 筋膜切断术 | 骨科 | |
| 640 | 83.1402 | 足筋膜切断术 | 骨科 | |

（续表）

| 序号 | ICD-9-CM-3 编码（国家临床版3.0） | ICD-9-CM-3 名称（国家临床版3.0） | 专业 | 前两批对应序号 |
|---|---|---|---|---|
| 641 | 83.1900x018 | 斜颈腱性条索切断术 | 骨科 | |
| 642 | 83.1900x020 | 胸锁乳突肌部分切断术 | 骨科 | 1-11 |
| 643 | 83.1903 | 胸锁乳突肌切断术 | 骨科 | 1-11 |
| 644 | 83.3100 | 腱鞘病损切除术 | 骨科 | |
| 645 | 83.3101 | 腱鞘囊肿切除术 | 骨科 | 1-12 |
| 646 | 83.3200 | 肌肉病损切除术 | 骨科 | |
| 647 | 83.3200x001 | 背部肌肉病损切除术 | 骨科 | |
| 648 | 83.3200x007 | 躯干肌肉病损切除术 | 骨科 | |
| 649 | 83.3201 | 骨化性肌炎切除术 | 骨科 | |
| 650 | 83.3900x001 | 腘窝病损切除术 | 骨科 | |
| 651 | 83.3900x016 | 滑囊病损切除术 | 骨科 | |
| 652 | 83.3901 | 肌腱病损切除术 | 骨科 | |
| 653 | 83.3902 | 腘窝囊肿切除术 | 骨科 | 1-14 |
| 654 | 83.3903 | 筋膜病损切除术 | 骨科 | |
| 655 | 83.3904 | 颈部软组织病损切除术 | 骨科 | |
| 656 | 83.4501 | 肌肉清创术 | 骨科 | |
| 657 | 83.6400x007 | 前臂肌腱缝合术 | 骨科 | |
| 658 | 83.6400x013 | 趾肌腱缝合术 | 骨科 | |
| 659 | 83.6400x015 | （踇）长伸肌腱缝合术 | 骨科 | |
| 660 | 83.6402 | 跟腱缝合术 | 骨科 | |
| 661 | 83.8800x001 | 跟腱修补术 | 骨科 | |
| 662 | 83.8800x015 | 冈上肌腱修补术 | 骨科 | |
| 663 | 85.0x00x002 | 乳房切开引流术 | 普通外科 | |
| 664 | 85.2000 | 乳房组织切除术或破坏术 | 普通外科 | |
| 665 | 85.2100 | 乳房病损局部切除术 | 普通外科 | 2-45 |
| 666 | 85.2100x003 | 乳房病损切除术 | 普通外科 | 1-6 |
| 667 | 85.2100x004 | 乳房病损微创切术 | 普通外科 | 1-6，2-45 |
| 668 | 85.2100x019 | 乳房腺体区段切除术 | 普通外科 | 1-6，2-45 |
| 669 | 85.2100x020 | 腔镜下乳房病损切除术 | 普通外科 | 2-45 |
| 670 | 85.2100x021 | 乳腺导管选择性切除术（单根） | 普通外科 | 2-45 |
| 671 | 85.2100x022 | 乳房病损消融术 | 普通外科 | 2-45 |
| 672 | 85.2200 | 乳房象限切除术 | 普通外科 | 2-46 |
| 673 | 85.2300x001 | 乳腺局部扩大切除术 | 普通外科 | |
| 674 | 85.2301 | 乳腺部分切除术 | 普通外科 | |
| 675 | 85.2401 | 副乳腺切除术 | 整形外科 | 2-47 |
| 676 | 85.9400 | 去除乳房植入物 | 普通外科 | |
| 677 | 86.0402 | 男性会阴切开引流术 | 整形外科 | |
| 678 | 86.2200 | 伤口、感染或烧伤的切除性清创术 | 普通外科 | |

（续表）

| 序号 | ICD-9-CM-3 编码<br>（国家临床版 3.0） | ICD-9-CM-3 名称<br>（国家临床版 3.0） | 专业 | 前两批对应序号 |
|---|---|---|---|---|
| 679 | 86.2201 | 皮肤伤口切除性清创术 | 普通外科 | |
| 680 | 86.2601 | 多余指切除术 | 骨科 | 1-16 |
| 681 | 86.2602 | 多余趾切除术 | 骨科 | 1-16 |
| 682 | 86.3x01 | 皮肤瘢痕切除术 | 整形外科 | 2-76 |
| 683 | 86.3x04 | 男性会阴病损切除术 | 整形外科 | |
| 684 | 86.3x05 | 腋臭切除术 | 整形外科 | 2-75 |
| 685 | 86.3x06 | 皮肤 Z 型成形伴病损切除术 | 整形外科 | |
| 686 | 86.3x08 | 汗腺病损切除术 | 皮肤科 | |
| 687 | 86.3x10x038 | 腋下汗腺切除术 | 皮肤科 | |
| 688 | 86.3x10x069 | 趾赘切除术 | 皮肤科 | |
| 689 | 86.3x15 | 皮肤及皮下血管瘤切除术 | 皮肤科 | |
| 690 | 86.3x16 | 瘢痕单纯切除，Z 字改形修复术 | 整形外科 | |
| 691 | 86.4x01 | 头.面.颈皮肤病损根治切除术 | 皮肤科 | |
| 692 | 86.4x02 | 躯干皮肤病损根治性切除术 | 皮肤科 | |
| 693 | 86.4x03 | 肢体皮肤病损根治切除术 | 皮肤科 | |
| 694 | 86.700x0014 | 皮瓣转移术 | 整形外科 | |
| 695 | 86.7400x026 | 带蒂皮瓣移植术 | 整形外科 | |
| 696 | 86.7400x033 | 岛状皮瓣移植术 | 整形外科 | |
| 697 | 86.7500x011 | 邻近皮瓣修复术 | 整形外科 | |
| 698 | 86.7501 | 皮瓣清创术 | 整形外科 | |
| 699 | 86.8400 | 皮肤瘢痕或蹼状挛缩松弛术 | 整形外科 | |
| 700 | 86.8401 | 皮肤瘢痕松解术 | 整形外科 | |
| 701 | 86.8402 | 皮肤蹼状挛缩松解术 | 整形外科 | |
| 702 | 86.8403 | 皮肤 Z 型成形术 | 整形外科 | |
| 703 | 86.8700 | 皮肤与皮下组织的脂肪移植 | 整形外科 | |
| 704 | 86.8900x002 | 面部皮肤部分切除整形术 | 整形外科 | |
| 705 | 86.8900x014 | 颈部皮肤部分切除整形术 | 整形外科 | |
| 706 | 88.5500 | 单根导管的冠状动脉造影术 | 心血管内科 | 2-77 |
| 707 | 97.6204 | 输尿管镜输尿管支架取出术 | 泌尿外科 | 2-50 |
| 708 | 97.6205 | 膀胱镜输尿管支架取出术 | 泌尿外科 | 2-51 |